La respuesta está en el colágeno

ANA MARÍA LAJUSTICIA BERGASA

La respuesta
está en el colágeno

Una solución a la osteoporosis,
la tendinitis, la rotura de ligamentos
y otros problemas relacionados
con su déficit

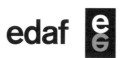

MADRID - MÉXICO - BUENOS AIRES - SAN JUAN - SANTIAGO - MIAMI

Editorial EDAF, S. L. U.
Jorge Juan, 68. 28009 Madrid
http://www.edaf.net
edaf@edaf.net

Algaba Ediciones, S.A. de C.V.
Calle, 21, Poniente 3323, Colonia Belisario Domínguez
Puebla, 72180, México.
Tfno.: 52 22 22 11 13 87
edafmexicoclien@yahoo.com.mx

Edaf del Plata, S. A.
Chile, 2222
1227 - Buenos Aires, Argentina
edafdelplata@edaf.net

Edaf Antillas, Inc
Av. J. T. Piñero, 1594 - Caparra Terrace (00921-1413)
San Juan, Puerto Rico
edafantillas@edaf.net

Edaf Chile, S.A.
Coyancura, 2270, oficina 914, Providencia
Santiago - Chile
edafchile@edaf.net

5.ª edición, febrero 2014

Depósito legal: M-48.691-2011
ISBN: 978-84-414-3062-4

PRINTED IN SPAIN   IMPRESO EN ESPAÑA
Cofas, S. A. Pol. Ind. Prado de Regordoño -Móstoles- Madrid

Índice

Índice

Al lector

Los que me conocen pueden pensar: «Ya estamos otra vez con lo mismo». Y yo les digo que sí, que es lo mismo, pero intentando que quede bien claro que solo tomando magnesio no se arreglan los cartílagos, tendones o huesos. Que comiendo suficientes proteínas, si no hay magnesio, tampoco, y que además es preciso tomar vitamina C, al menos dos veces al día (mejor tres); y que la dieta debe llevar a la vez suficiente fósforo.

Y como siempre, muchas gracias por su atención.

A los médicos

Este libro surge como consecuencia de haber escuchado a un médico muy afamado hablar de la artrosis en la televisión.

A las preguntas de una señora sobre su problema, respondió que el tratamiento es: antinflamatorios, analgésicos y relajantes.

Al poco rato llamó un señor de cincuenta y tantos años diciendo que a él le recomendaban los médicos ponerse prótesis en las rodillas y en las caderas (o al menos eso entendí yo), y supongo que también el médico, ya que la respuesta fue que cuando los dolores no cedían a los fármacos, el paso siguiente son las infiltraciones y después la sustitución de la articulación por una prótesis.

También añadió que es el PROTOCOLO que se sigue en estos casos y que viene de Norteaménca.

Desde que oí eso a quien se mostraba como una autoridad en la materia no puedo descansar tranquila y por esta razón es a la clase médica y al doctor que escuché a los que me dirijo con todo respeto.

La artrosis no es una enfermedad, como sí lo es la artritis. La degeneración de unos tejidos por falta de regeneración de los mismos.

Es decir, al igual que los otros tejidos, los cartílagos, tendones y huesos sufren a lo largo de la vida una resorción y una neoformación; solo que en los colágenos, que es la proteína de estos tejidos, el *turnover* dura años —de seis a doce en las caderas—. Y de hecho, el deterioro, salvo accidentes, traumatismos continuados, dietas rigurosas o tratamientos sobre el cáncer, suele ser lento.

Normalmente, este proceso empieza con los «si será». Si será tortícolis, si será la almohada, si será la ventanilla del coche, si será la postura que tengo ante el ordenador... y cuando empezamos con los «si será», por lo general, la artrosis ha comenzado. ¿Por qué?

Ahora vienen las preguntas que ustedes normalmente no se hacen.

¿Por qué se produce tanta artrosis entre personas que en teoría comen o pueden comer bien? ¿Por qué existe un número superior de mujeres con este tipo de problemas que de hombres?

¿Por qué esta dolencia aparece o se agrava con la menopausia?

Los colágenos, como cualquier otra proteína, se forman encadenando los aminoácidos de las proteínas que comemos. Pero ¡ojo!, una vez hecha la digestión, como nuestro cuerpo no tiene un órgano o tejido donde almacenar los aminoácidos que pueden sobrar en una comida, el hígado los va transformando en urea y el resultado es que, pasadas cinco horas, no nos queden aminoácidos ni proteínas de reserva.

Esto, que yo no lo he oído explicar nunca a ninguna de las personas que se dedican a la divulgación de los temas de salud, es importantísimo porque nos aconseja que hemos de tomar proteínas en el desayuno, en la comida y en la cena.

Y si tenemos en cuenta que somos un país en el que en el desayuno, aparte de pan, galletas, bollos o cereales, no se come nada sólido, ya podemos descubrir una de las causas de la aparición o agravamiento de estos problemas.

A esta situación se une la circunstancia de que, además de desayunar mal, somos incluso el país de nuestro entorno en el que comemos más tarde.

Es decir, que es considerable el número de personas que prácticamente no toman alimentos proteicos hasta las tres o cuatro de la tarde.

¿Y la cena? Por lo general, los hombres suelen hacerla bien, al contrario de las mujeres, que suelen cenar mal, por la obsesión de adelgazar.

Me atrevo a decir que un 80 por ciento de las mujeres de hoy en día, que viven en la ciudad, cenan fruta y un yogur, y algunas que se han tomado el trabajo de hacerse una sopa o cocerse una verdura, me dicen: «Yo ceno bien porque tomo verdura y fruta». Creen que con esa cena que ellas consideran «ligera» duermen mejor, y no piensan que, tomando pescado, la cena puede seguir siendo «ligera», pero a la vez completa.

Ya la pregunta de por qué las molestias aparecen o se agravan en la menopausia es bien sencillo: a los cincuenta años muchas mujeres ya llevan unos cuantos a dieta para no engordar, y otras, la mayoría, comiendo lo mismo que antes, ganamos entre 5 y 10 kilos de peso.

Es entonces cuando la que no había hecho dieta empieza con las restricciones, que sobre todo se hacen en la cena, y que se suman a un desayuno asimismo incompleto.

Eso por lo que se refiere a las proteínas. Pero está latente además un serio problema cuyo origen se encuentra en el abonado actual que utilizan la mayoría de los agricultores y que consiste en restituir al suelo los que se han dado en llamar «los tres grandes del abonado», es decir, nitrógenos, fósforo y potasio.

Cuando se utilizaba el estiércol, al suelo le devolvíamos lo que sacábamos del suelo, y además solía añadirse también guano.

La mecanización agraria, por un lado, y la síntesis de los abonados, por otro, ha llevado a que en las fincas se practique el monocultivo, ya que la maquinaria agrícola es muy cara, y el que tiene frutales, o el que cultiva cereales, no tiene animales, los cuales exigen una atención continua y en terrenos de secano, además, no resultan rentables.

Ese abonado, que se practica desde los años cincuenta del siglo xx, ha llevado a que los suelos, y por lo tanto las cosechas, tengan hoy en día la mitad del magnesio que nos ofrecían hace décadas.

Y esta es la causa, junto con la anterior, de que los problemas relacionados con la artrosis aparezcan cada vez en mayor número y a edades más tempranas. Si la persona hace deporte, las primeras manifestaciones son en los ligamentos, tendinitis, rotura de fibras, contracturas, calambres...

Y cuando se hacen densitometrías suele aparecer una osteoporosis, ya que el colágeno del hueso es el soporte del calcio, y a menos colágeno, menos calcio, y sobre todo y esto es lo más grave, huesos menos flexibles. En consecuencia, y precisamente por esta pérdida de flexibilidad, es por lo que se rompen con más facilidad, NO porque tengan menos calcio; es el colágeno la parte del hueso que permite que a causa de la presión o de un golpe, este pueda deformarse ligeramente sin romperse.

Es necesario tener en cuenta que hasta aproximadamente los 21 años no está calcificado del todo el esqueleto, y es precisamente esta circunstancia la que permite que los huesos no se rompan con facilidad.

Cuando los huesos tenían poco calcio, porque las madres no podían amamantar a sus hijos y no había leches maternizadas, se deformaban pero no se rompían. Aparecían las piernas en forma de paréntesis y los tórax en forma de pecho de pichón, pero no había fracturas.

Y además debemos recordar que NUNCA en nuestro país se habían tomado tantos lácteos como ahora. Pero sí es muy importante tener presente que nunca se había tomado tan poca vitamina D por vía oral como en la actualidad. ¿Por qué? Eso lo sabemos muy bien en la sociedad moderna en la que se rinde un culto al cuerpo, no siempre bien trabajado, y en la que vamos con demasiado estrés ante todo: porque no se toman grasas animales para no engordar, porque se tiene exceso de triglicéridos o colesterol o, porque no sientan bien. Y esta es otra causa muy a tener en cuenta cuando nos encontramos con una descalcificación, problema que es muy fácil de resolver tomando el sol (cuando no quema) en verano o aceite de hígado de bacalao en invierno. Bastan dos perlitas al día, que se ingieren con una comida que lleve aceite, pues si se tomaran solo con un zumo o agua, por ejemplo, en gran parte podrían perderse en las heces, ya que la vitamina D, así como la A y la E, son liposolubles.

Es llamativo que a personas que tienen suficiente calcio en la sangre (a veces he comprobado que en exceso) se les recomiende calcio en pastillas, cuando en su alimentación habitual están tomando todo el que necesitan.

Como la casi totalidad de las sales de calcio son insolubles, ese exceso se precipita en los distintos tejidos, y hoy en día, cuando a una persona se le hace una radiografía, en lugar de aparecer los huesos en blanco sobre un fondo negro, apenas se ven las costillas y sí en cambio sombras blancas en los bronquios y también tuberías blanquecinas, o el corazón dibujado como una clara sombra... y todo porque hay un exceso de calcio que ha precipitado en forma de oleato, estearato, palmitato, fosfato, urato o en forma de oxalatos en los riñones.

Es decir, en lugar de radiografías, muy frecuentemente se ven lo que parecen fotografías de fantasmas.

Es más, se dan casos en los que se calcifican las glándulas salivares, y conozco muchas personas que cada bocado de comida deben acompañarlo de un trago de líquido como agua, leche, o infusión, y en uno de los casos más llamativos de este problema, en la radiografía de una señora (que conservo), aparece toda la zona del cuello en blanco. En suero tenía 12,3 miligramos de calcio, cuando el límite superior era de 10,5 y seguían recomendándole que tomara pastillas de calcio y vitamina D.

Explico todos estos temas cuando me dirijo a los médicos, porque antes que seguir el llamado PROTOCOLO que recomiendan en la osteoporosis hay que observar y mirar.

17

¿Tiene calcio en la sangre esta persona? Si la respuesta es sí, la siguiente debe ser: ¿Por qué no lo fijan los huesos? Y recordar que el hueso es colágeno, y en unas brechas que hacen los cordoncitos de tropocolágeno* que miden unos 400 Å se coloca el calcio en forma de fosfato, que tiene una composición química parecida a las turquesas, solo que en ellas el catión es el cobre y a él deben su precioso color.

El otro posible problema puede ser la falta de vitamina D, si no se toman grasas animales, pero se resuelve como he citado anteriormente y como se hacía en los países con poco sol, para evitar el raquitismo, es decir, con aceite de hígado de bacalao.

Y sé que algunas personas piensan: «Y qué nos va a enseñar esta señora, que ni siquiera es médico». Naturalmente, que les puedo responder:

Química. Porque todo el metabolismo de nuestro cuerpo no es más que química.

Cuando hay una infección, se busca una sustancia que anule el virus o bacteria ocasionando el menor daño posible a nuestro organismo. Si sobra algo (un tumor, por ejemplo), se tiene que extirpar o destruir; pero cuando nuestra química constructiva, es decir, el metabolismo, no funciona bien, lo primero que hay que tener en consideración es si a esa perso-

---

* A los cordoncitos de tropocolágeno a veces se les llama también monómeros (*N . de la A.*)

na no le faltará algo de aquello que es necesario para construir ese tejido.

Porque no lo olviden, los tejidos se reparan con lo mismo que se fabrican. Es decir, si los colágenos los hemos formado con PROTEÍNAS, FÓSFORO, MAGNESIO y VITAMINA C, la neoformación se hace con los mismos materiales y, en consecuencia, como las proteínas, el fósforo, el magnesio y la vitamina C son nutrientes que nos suministran (o deben suministrar) los alimentos; los vamos a estudiar con cierto detalle.

Proteínas

Las proteínas nos aportan con su digestión los *aminoácidos* que luego la sangre va ofreciendo a los distintos tejidos del cuerpo para formarlos primero y luego ir reparando su desgaste.

La vida de las proteínas hepáticas es de veintitantos días; la vida de las proteínas y células sanguíneas, de 120 días (cuatro meses); la del tejido muscular, 180 días (seis meses), y la de los colágenos 2.000 días o más, es decir, seis o más años, llegando a doce en las caderas.

Esto es importantísimo recalcarlo, porque los cartílagos y tendones gastados se rehacen en años y, debido a ello, es primordial empezar cuanto antes a tomar una alimentación correcta, porque a este problema se suma el de que casi ningún esqueleto es perfecto, y ello supone que el desgaste no es uniforme. Cuando las superficies de las vértebras no son paralelas porque hay escoliosis, o las piernas hacen un arco «genu varo», o se encuentran por dentro las rodillas «genu valgo», el deterioro es desigual.

Con estos problemas de mecánica no hacen falta muchas explicaciones, porque a simple vista se entienden. Pero es que, además, una articulación es un engranaje que va perdiendo sus formas y, al suavizarse estas, pueden deslizarse unas partes en relación con otras, y ello también contribuye a que funcionen mal. Es decir, un problema de química nos lleva a otros de mecánica.

Por allí pasan vasos y nervios, y entre la disminución de la separación de los huesos y el corrimiento que a veces se da en los mismos, la circulación de la sangre se ve comprometida y se producen pinzamientos en los nervios que son los que se manifiestan con dolor.

Y volvamos a repetir que tanto los tendones (que sujetan las articulaciones) como los cartílagos y la matriz orgánica del hueso son proteínas, concretamente COLÁGENO.

También es el momento de recordar que, una vez hecha la digestión, los aminoácidos que no se utilizan en unas cinco horas, el hígado los transforma en urea que se elimina con la orina.

Otra cosa que a veces se explica mal, incluso en sesudos libros relacionados con la medicina, es la cantidad de proteínas que debemos consumir diariamente, y a veces se constata una gran equivocación, pues dicen que la cantidad de prótidos que se deben tomar depende del peso de la persona, y en realidad es de la estatura y del tipo de trabajo que se hace, ya que el trabajo intelectual necesita más aminoácidos para formar neurotransmisores y neuromoduladores.

Verá cómo usted, lector, entiende muy bien que a veces en libros serios se exponen verdaderas incongruencias. Nos encontramos con señoras que miden 1,55 metros y pesan 90 kilogramos, y con muchachos (que además están creciendo) que miden 1,90 y pesan 65 kilogramos.

¿Ustedes creen que una persona que mantiene al menos 50 kilogramos de grasa y agua, y además es bajita, debe ingerir más proteínas porque pesa más que un joven que es todo esqueleto y músculo, que sigue formándose y produciendo tejidos?

Si hacemos uso del sentido común, diremos que NO. La cantidad de proteína a tomar debe estar en consonancia con la estatura y el trabajo de las personas y no en relación con su peso como se lee en algunos escritos.

Teniendo en cuenta, por todo lo dicho, que debemos tomar este tipo de alimentos a lo largo del día, ¿cómo repartirlos?

Lo mejor es aportar aquellos que tienen más colesterol y grasas saturadas al desayuno, como los huevos, jamón, lomo, quesos... Luego destinar las carnes a la comida del mediodía y reservar los pescados para la cena, ya que la mayoría de las personas, después, vamos a descansar.

El desayuno es la comida más importante del día, puesto que sigue al ayuno más largo y, en general, precede al trabajo más fuerte. Por lo tanto, puede tomarse, por ejemplo, un huevo más jamón o jamón o lomo más queso o pechuga de pavo...

Para los muy jóvenes, que además hacen deporte, yo suelo aconsejar a las madres que pueden tomar dos huevos tranquilamente y, si van a esquiar, incluso con beicon además.

El problema de tener que restringir los huevos comienza a partir de media edad, y sobre todo para los que trabajamos sentados. No más de uno cada vez y, si hay problemas, limitar los días; por esta razón, yo aconsejo tomar huevo con jamón. El jamón cocido lo acompaña muy bien y tiene poca grasa, y además la que lleva es fácil de separar.

El jamón serrano y lomo curado, como tienen un sabor muy fuerte, se acompañan bien con quesos. Ahora se pueden encontrar con un 20% de grasa e incluso sin grasa. A partir de cierta edad o en trabajos sedentarios, suelo aconsejar recortar con tijeras la grasa del jamón o del lomo. El pavo es muy fácil de limpiarle la piel y en fin... usen ustedes la cabeza, que para eso la llevamos encima de los hombros, para que ponga orden en todo.

Hay personas con problemas a las que se ha recomendado tomar cartílago de tiburón. Es correcto y, aunque no es una tomadura de pelo, sí es una «tomadura de bolsillo». ¿Por qué? Porque cuando a usted le ofrecen ese producto, nunca sabrá si es de tiburón, merluza, cerdo, vaca o cordero y se lo cobran como si fuera de ese pez.

Tengan en cuenta que todos los colágenos son prácticamente iguales; por eso se pueden inyectar en los labios sin que haya rechazo y, además, el colágeno es una proteína que fabrican los fibroblastos y los condrocitos y la sacan fuera de la célula. Es decir, es una secreción y, en consecuencia, esas fibras que están fuera de la célula NO tienen el ADN del núcleo y por lo tanto no se puede identificar como perteneciente a tal o cual animal.

Por eso es más lógico tomar colágeno, pues cuando le ofrecen ese producto, simplemente es colágeno lo que le dan.

En cambio, NO son proteínas las gelatinas vegetales, porque aunque tienen la misma apariencia que los colágenos, son pectinas; es decir, hidratos de carbono, y yo he podido escuchar a médicos decir que las gelatinas obtenidas de la piel del limón o manzana son muy buenas para los huesos, y es que en este caso alguien se habrá confundido y se fijaban en la apariencia y no tenían en cuenta la composición, que es lo que importa.

Para que entiendan mejor por qué los colágenos son tan parecidos y se pueden hacer los enrollados de las tres cadenas en el tropocolágeno o monómero del colágeno, sepan que un 33% del mismo es glicocola (es decir, el aminoácido más pequeño que existe, ya que solo tiene dos átomos de carbono) y un 21% son prolina e hidroxiprolinao Esta última se forma por hidroxilación cuando la prolina, que es el aminoácido normal, está inscrita en la cadena.

Por esta razón, otra de las tonterías que se hicieron en el tratamiento de la artrosis fue dar hidroxiprolina al paciente.

Fósforo

El fósforo que aportan los alimentos es en forma de lecitina. Esta molécula contiene dos ácidos grasos que constituyen la parte lipófila, más un grupo fosfato y colina, que es un amino-alcohol precursor del neurotransmisor acetil-colina; el grupo fosfato esterificado por la colina forma la parte hidrófila de la molécula.

Cuando comíamos sesos, vísceras y muchos huevos, estos eran los alimentos más ricos en fósforo que tomábamos. Pero hoy, ¿quién come sesos, criadillas, mollejas, hígado y muchas yemas de huevo? Nadie que intente cuidar su sistema circulatorio.

Además, la lecitina de los sesos es la dipalmitoil-fosfatidil-colina; es decir, en su formación entran dos restos de ácido palmítico que es un ácido graso saturado.

Es verdad, que hay lecitina en las paredes celulares de todos los seres vivos, pero sin duda estamos tomando menos que cuando comíamos «de todo», y especialmente también productos de casquería.

Esto se subsana tomando lecitina de soja, que además tiene la ventaja de que sus dos ácidos grasos son insaturados, porque su composición es: oleil-linoleil-fosfatidil-colina, lo que significa que tiene una molécula de ácido oleico, es decir, un ω_9 que es monoinstaurado, y otra de ácido linoleico que tiene dos instauraciones y es un ω_6.

Ahora que viene al caso, conviene recordar que la dieta actual, además de ofrecernos menos fósforo, también lleva menos hierro y muchas menos vitaminas del grupo B; precisamente por lo que he explicado antes, y aclaro este punto un poco más. Los alimentos más ricos en complejo B (que está formado por ocho vitaminas) son la levadura de cerveza, el hígado, corazón, riñones, sangre, carnes rojas... que además coinciden en gran parte con los más ricos en hierro.

Es decir, que cuando alguien enseña que «comiendo de todo no falta de nada», está diciendo algo que se acerca bastante a una incongruencia, porque ahora ningún adulto que intenta cuidarse come «de todo».

Y recuerdo también que entre los nutrientes que en la actualidad frecuentemente han desaparecido de la dieta son las vitaminas A y D, precisamente porque se encuentran en las grasas animales, que son las que algunas personas hemos eliminado de nuestros hábitos alimentarios.

Volviendo al fósforo, la lecitina, corrientemente se toma granulada y también se presenta en forma de perlas que algunas personas llevan cuando viajan.

Y ya que les he dicho la fórmula de este compuesto y que su molécula es lipófila e hidrófila a la vez, entenderán por qué mantiene las grasas dispersas en el jugo digestivo que hay en el duodeno, adonde llega en la bilis; esta se vierte en la ampolla de Vater y está compuesta por agua, ácidos y sales biliares, colesterina y lecitina.

El quimo, que es la papilla ácida que sale del estómago, lleva las grasas en gotas pequeñas, gracias al batido que han sufrido en ese órgano; luego, en el intestino, es la lecitina la que sigue manteniéndolas dispersas, favoreciendo así la acción de la lipasa, que es el enzima que verdaderamente digiere las grasas, separando de la glicerina los ácidos grasos en posición 1 y 3. El 2-monoacilglicérido que queda ya es capaz de atravesar la barrera intestinal, como también los ácidos grasos por su cuenta y... aquí viene lo importante: en la misma pared intestinal se vuelve a formar la grasa. Esto es muy interesante recordarlo, porque casi nunca se explica, y significa que si hemos tomado una grasa sólida, en la sangre tendremos una molécula que puede originar ateromas, y, si hemos tomado aceites, a la sangre llegará una grasa líquida que no obstaculizará el paso de la sangre en algún vaso.

Pues bien, si tenemos ateromas que no estén calcificados, la lecitina puede ir llevando molécula a molécula las grasas saturadas, limpiando de estrecheces el vaso comprometido. Exige tiempo y tomar una alimentación con aceites ricos en ácidos grasos poliinsaturados, pero se consigue. Además, la dieta debe llevar poco azúcar; pero como no es el tema de este libro, si les interesa tener un mayor conocimiento de estos problemas, lean el libro que escribí sobre el colesterol y triglicéridos*.

Otra acción de la lecitina es que el ácido graso en posición 2 (o β según sea la nomenclatura utilizada) es la molécula que esterifica el colesterol transformándolo en colesterina.

Les recuerdo que un éster se obtiene de la combinación de un ácido (orgánico o inorgánico) con un alcohol. Pues bien, la colesterina es el llamado por los médicos «colesterol bueno», porque conducido por las HDL (en inglés, lipoproteínas de alta densidad) se dirige hacia el hígado, que es el órgano donde se elimina su exceso, precisamente transformándolo en ácidos biliares.

Es interesante recordar que para que tenga lugar esta reacción química se necesita vitamina C y, si queda gran parte de la colesterina sin sufrir la transformación o hay poca lecitina en la bilis, al no poder mantenerse la colesterina en forma micelar, se precipita, formando las llamadas «piedras de la vesícula».

---

* *Colesterol, triglicéridos y su control*, Editorial Edaf, Madrid, 2011 (edición revisada).

Evidentemente, estas concreciones no tienen nada que ver con las que se forman en el riñón, que suelen ser generalmente de oxalato cálcico, sobre el cual también pueden precipitar fosfatos y uratos.

Y, además, la lecitina nos ofrece colina, que es el precursor de la acetil-colina, como ya he señalado al inicio del capítulo.

Magnesio

Por explicar lo que les resumiré a continuación, he recibido los mayores ataques y también los mayores parabienes de mi vida a lo largo de mi carrera y mi dedicación al estudio que nos ocupa.

El magnesio es un alimento mineral como tantos otros, del que cada vez estamos tomando menos cantidad, por un hecho que no hace falta ser muy avispado para entender y que, sin embargo, personas que en teoría deben saber bastante sobre alimentación están empecinadas en no creer.

Hasta el siglo xx el abonado de las tierras se había realizado con estiércol, y con el mismo se le devolvía al suelo lo que le sacábamos con las cosechas. Además, en terrenos pobres y en fincas con poco ganado se hacían barbechos; es decir, se dejaban las tierras de labor uno o más años sin sembrar para que se recuperasen.

Tengan en cuenta que los agentes atmosféricos como el frío, el hielo y el agua, unidos a los agentes químicos del aire como el CO_2 y el oxígeno, meteorizan las rocas y se van liberando los nutrientes que las plantas necesitan, que son 16 elementos químicos. También en ocasiones se sembraban leguminosas, que son plantas que en sus raíces tienen unas bacterias capaces de fijar el nitrógeno atmosférico formando nitratos y que luego se enterraban para así aumentar el humus del terreno y obtener una mayor fertilidad, ya que estos restos aglutinan los suelos sueltos (arenosos) y sueltan los pesados (arcillosos), mejorando las cualidades físicas y químicas de los terrenos de labor.

Pero en los años veinte del siglo XX ya los alemanes habían conseguido sintetizar el amoniaco, a partir del nitrógeno del aire, que es gratis, y del hidrógeno obtenido en la electrolisis del agua, que es muy barato en los países donde la electricidad resulta económica. Ese amoniaco recogido en ácido sulfúrico formó el primer abono químico de la historia de la humanidad, el sulfato amónico.

Le siguieron los superfosfatos, que eran solubles en el agua y ácidos débiles, que se obtenían tratando los fosfatos de calcio con ácido sulfúrico.

Después se utilizó también el sulfato potásico, y así llegamos a un abonado que aportaba, fundamentalmente, nitrógeno, fósforo, potasio y a la vez azufre y calcio.

Pero las plantas extraen de promedio 20 kilogramos de magnesio por hectárea y año, y este elemento no se tenía en cuenta, porque además nos creíamos que el magnesio se utilizaba para formar la clorofila, y si las plantas tenían color verde, es que tenían suficiente.

Pero ahora sabemos que solo alrededor de un 4% se utiliza para formar la clorofila y que la mayor parte se encuentra en las semillas.

¿Por qué una equivocación tan grande? Porque los químicos NO teníamos un método bueno de análisis para determinar este elemento. Incluso hoy día yo no me fío mucho de los que me traen, y además los límites que se dan en sangre no son correctos. Se admite como normal el tener entre 1,6 y 2,6 miligramos por 100 centímetros cúbicos de sangre, y no es así, solo es correcto entre 2,2 y 2,6 miligramos.

Esta falta de conocimientos sobre el papel del magnesio en los vegetales, unido a la dificultad de su determinación, y también unido a la tontería que decían algunos de que «todos los suelos son ricos en magnesio», ha llevado a una situación que en este capítulo intentaré resumir.

En primer lugar, es muy interesante conocer la composición de la corteza terrestre. Está formada por una parte que constituyen el fondo de los océanos y el zócalo de los continentes, llamada SIMA. Esta parte sí está formada por minerales ricos en magnesio y hierro; por ello se les denomina «máficos» y también «fémicos», aludiendo a estos dos elementos. Los minerales de este tipo más corrientes son: el olivino, la augita y la hornblenda, además de las micas negras de la serie de las biotitas y las rocas formadas por estos minerales son las peridotitas, la dunita, los gabros, basaltos y diabasas, fundamentalmente.

Los minerales, que, por decirlo así, «flotan»sobre este basamento, suelen ser de color claro y están formados en esencia por aluminosilicatos de sodio, potasio y calcio; también tenemos micas claras de la serie de las moscovitas, y las rocas más abundantes de este tipo son los granitos, sienitas y dioritas, que son rocas intrusivas, es decir, que se han solidificado en el interior de la corteza y por eso son granudas, porque han tenido tiempo para que se formen cristales. Si el enfriamiento es rápido, son rocas efusivas, y ejemplos de las mismas son las riolitas, traquitas y andesitas.

Pero a lo largo de los casi cinco mil millones de años que tiene nuestro planeta se han producido orogenias que han levantado el fondo de los mares y formado montañas, y a la vez han estado actuando los agentes atmosféricos y ríos, produciendo arrastres y nuevas modificaciones en la corteza de la tierra.

Por eso, además de los terrenos magmáticos, muchos suelos de labor están formados por sedimentos calizos, arcillosos y arenosos y mezclas de los mismos.

Pero, volviendo a lo que nos interesa, ¿dónde tenemos las rocas ricas en magnesio?

En los suelos de Groenlandia y países nórdicos, porque son el zócalo de las montañas que se formaron en la primera orogenia y que han sido ya destruidas por los agentes atmosféricos. De ahí que a las peridotitas y materiales parecidos, como la dunita y gabros, se les llamen «mármol sueco», y son muy apreciados por su belleza e inalterabilidad, ya que el mármol no tiene la resistencia de los silicatos ni al roce, ni a los agentes atmosféricos.

Y estas rocas, que son las que contienen magnesio, no forman suelos de labor, ya que se utilizan en construcción y ornamentación por su gran belleza. Además, se encuentran en una latitud en la que prácticamente solo viven líquenes.

El famoso panteón de Napoleón, que se encuentra bajo la cúpula de los Inválidos en París, a veces se dice que es de mármol rojo. No es cierto, y tampoco lo es que sea granito, ya que este sería granudo. Es un pórfido rojo de Finlandia que tiene, eso sí, la misma composición química que un granito, pero con un grano más fino, porque es una roca filoniana que se ha enfriado más rápidamente que una intrusiva y, en consecuencia, su pulimento da un resultado de una gran belleza. Si tienen curiosidad por saber quién tuvo la gran idea de hacer una cosa tan bella, fue el arquitecto Louis Joachim Visconti, y merece la pena recordar también al arquitecto de la preciosa cúpula de tiempos de Luis XIV; Jules Hardouin-Mansart.

Pongamos de nuevo los pies en el suelo y vayamos a lo que nos interesa, al magnesio en los suelos de labor.

Los terrenos volcánicos de color oscuro también son ricos en este elemento; y recuerden que son muy feraces y que, si el clima lo permite, en ellos se obtienen magníficas cosechas. Pero muchos de los suelos que cultivamos proceden de la meteorización de los granitos y, si tienen micas negras, contienen el magnesio como un elemento secundario; pero si las micas son claras, como las de Galicia, por ejemplo, el porcentaje de magnesio de los suelos es muy pequeño, y lo que estamos sacando en los lugares en que se abona con el «triple quince» no se está restituyendo.

En fin, que si me han seguido en este viaje por diversos lugares con parada en París, habrán llegado a la conclusión de que cada vez tomamos menos magnesio en los alimentos que hoy en día se obtienen en suelos cada vez más empobrecidos en este elemento.

Y ahora ustedes se preguntarán: ¿Cuáles son los alimentos más ricos en magnesio? Pues no deja de ser curioso que el que más contiene (precisamente el doble de los que le siguen) es el cacao, que se cultiva fundamentalmente en terrenos volcánicos: México, Venezuela, Colombia y en suelos casi vírgenes que no pertenecen al viejo continente, Europa, ni a los que fueron Roma y Cartago.

El cacao era tan apreciado en México que sus bayas servían de moneda, y los reyes y las personas influyentes lo tomaban como «vigorizante» en una especie de infusión.

Debemos tener en cuenta que si además del cacao del Nuevo Mundo trajimos las patatas, el maíz, los tomates y pimientos, nosotros llevamos el azúcar y los caballos, entre otras cosas, y una vez se produjo este alimento en México, unas monjitas de un convento de Oaxaca pensaron que el cacao sería mucho más agradable de tomar mezclado con azúcar. Dicho y hecho, y de esta conjunción nació el chocolate que en poquísimo tiempo conoció un éxito extraordinario en España, Francia, Italia..., ya que a la corte de Luis XIII lo llevó la esposa del rey, Ana de Austria, que, al ser hija de Felipe III de España, ya tenía la costumbre de tomar chocolate, y enseguida este alimento-golosina fue adoptado con gran placer por el primer ministro del rey, Richelieu, y por su hermano el obispo de Lyon, como asimismo por toda la corte y aquellas personas con capacidad económica para comprarlo.

Mazarino, el otro destacado cardenal del reinado de Luis XIII, hizo venir a un confitero de Italia que se lo preparaba siguiendo su gusto personal, ya que debe recordarse que en aquella época era corriente añadirle estimulantes y especias como la canela, la vainilla, e incluso los varones le añadían ámbar gris.

En tiempos de Luis XV parece que la marquesa de Pompadour tomaba chocolates muy especiados (que de ese modo tenían fama de ser más afrodisíacos), y, en cambio, la esposa de Luis XVI, María Antonieta, se lo hacía preparar solo con cacao y azúcar y lo llamaba «chocolate de salud».

Como, de hecho, fueron los conventos los primeros fabricantes de chocolate, se produjeron verdaderos debates de tipo religioso-alimenticio, pues unos sostenían que si se tomaba líquido no rompía el ayuno, a lo que respondían los más intransigentes que no, que era sólido y, por tanto, solo podía tomarse cuando, según las reglas, estaba permitido comer.

También había órdenes que únicamente lo daban a los frailes de cierta edad y no a los jóvenes, mientras que en otros conventos se decía que era un alimento recomendable para las personas que hacían trabajos intelectuales, con lo cual a los pobres hermanos legos no se les daba porque en realidad era un alimento caro.

De hecho, se recuerda también que el duque de Alburquerque, que ya se dedicaba a importar el cacao para España, en alguna ocasión lo retuvo un tiempo en la aduana para poder reunir los ducados que estaba obligado a pagar como impuestos, puesto que el rey, viendo la afición de todo el mundo a tomar chocolate, aprovechó para poner unos buenos impuestos a las preciadas semillas que venían de América.

El cacao tiene entre 450-500 miligramos de magnesio por cada 100 gramos; los que le siguen en importancia son las almendras, la harina de soja, los cacahuetes, nueces, legumbres... y al final tenemos las espinacas y otras hojas, con un máximo de unos 50 miligramos por 100 gramos.

No solo es interesante su riqueza en el mineral del que tratamos en este capítulo; el cacao tiene también un alto contenido en fósforo y en hierro. El conocimiento de estos datos les hará comprender la razón de por qué tantas personas, incluidas las embarazadas, tienen pasión por el chocolate. Hablan de la «necesidad de comerlo», y es cierto, porque a esos nutrientes tan importantes, en el cacao se une un estimulante llamado teobromina que tiene una composición química muy parecida a la teína del té y a la cafeína del café.

La palabra «teobroma», que es su nombre científico, significa alimento de los dioses, y les voy a explicar un hecho sucedido en la Sorbona en 1684, que parece que es la causa de que el cacao lleve ese nombre, o al menos algunos así lo creen (sobre todo en Francia).

Un licenciado de nombre Foucault (como el del péndulo, pero dos siglos antes) presentaba un trabajo sobre el cacao y su importancia «ad usus salubris»; cuando acabó de leerlo, el presidente del tribunal, que se llamaba Bachot, sentenció: «No son el néctar ni la ambrosía, un chocolate bien hecho es el verdadero alimento de los dioses». Es posible que Linneo tuviera noticia de ello, o bien que, si le gustaba mucho ese alimento, juzgara por sí mismo que debía llevar ese nombre.

Tengamos en cuenta que hay verdaderos «adictos», y sobre todo «adictas», al chocolate, y he leído, y me parece una exageración, que hay algunos balnearios a los que se va, entre otras cosas, para dejar esa adicción.

Y es que si bien sería muy agradable compensar el déficit de magnesio de los alimentos corrientes a base de chocolate, podría hacerse solo un día, pues al siguiente se tendría la lengua como una alfombra.

Corrientemente se complementa la dieta de las personas con síntomas de deficiencia de este elemento con unos 300-400 miligramos de ión Mg++ diarios repartidos en tres tomas.

En casos de déficit severo, los neurólogos alemanes dan de 600 a 800 miligramos/día, y en ciertos casos llegan a 1.400 miligramos.

También en Estados Unidos hay médicos que recomiendan 700 miligramos/día para intestinos con problemas, como en la enfermedad de Crohn y colitis ulcerosas.

Se entiende perfectamente que el chocolate no es la solución recomendable, ya que lleva un triglicérido durísimo, la manteca de cacao, que es el llamado «chocolate blanco»; y que ningún adulto en un país cálido como el nuestro debería tomar. Además, contiene azúcar, y algunas personas dicen que les provoca «granitos».

El magnesio se recomienda en la actualidad como cloruro o carbonato en forma de comprimidos o en polvo este último. También en forma de lactato, óxido e hidróxido.

Se debe consultar la cantidad de ión Mg++ que llevan los comprimidos, y pueden tomar entre 250 a 800 miligramos/día, según los síntomas que padezcan y que más adelante citaré.

Nosotros vivimos en un país en el que los desayunos son pobres en alimentos proteicos y en la actualidad las cenas realizadas por muchas mujeres también lo son. Por este motivo se les ofrecen unos comprimidos que llevan colágeno con magnesio.

Se recomiendan de 3 a 5 comprimidos en el desayuno y en la cena, dependiendo de lo mal que se hagan estas comidas (es decir, a comidas más pobres en proteínas, más pastillas) y también de la estatura. Los jóvenes altos (chicos o chicas), con problemas de tendones o molestias en las rodillas, codos, nuca, cintura o caderas, pueden tomar 5 cada vez.

Esto produce unos efectos como si tomaran el magnesio con manitas de cordero o pies de cerdo, cocinados con caldo de rodilla de ternera. ¡Y sin grasa! Por lo que no existe el peligro de engordar.

A mí me asombra oír en la radio que tal o cual jugador de fútbol se ha lesionado en su entrenamiento. Cuando yo era joven y las botas no eran tan buenas como las que tienen ahora, la delantera del Athletic de Bilbao era siempre fija. Los jugadores no se «rompían», por lo que los titulares eran siempre los mismos, y todo el mundo aficionado al fútbol, fuese de donde fuese, se sabía de memoria la famosa delantera formada por Iriondo, Venancio, Zarra, Panizo y Gainza. Es más, los que no éramos aficionados también nos la sabíamos, porque se repetía tanto que al final la aprendíamos.

¿Cómo puede saberse si una persona tiene falta de magnesio? Por los síntomas: ansiedad, desasosiego, sensación de que la cabeza no responde a los datos que le pedimos y pérdida de reflejos, entre otros. Ello es debido a que este elemento, junto con el ATP, interviene en la formación de neurotransmisores, neuromoduladores, en el restablecimiento del potencial de membrana y en el mantenimiento del «potencial de acción».

Como además, y también junto con el ATP, el magnesio es necesario para introducir el potasio en el músculo y sacar el sodio y el calcio que han entrado en su contracción, el déficit de magnesio provoca todo tipo de contracturas, calambres, rigidez y dureza en la nuca y espasmos en el esófago, estómago e intestinos, sensación de que no se puede respirar y en ocasiones un anonadamiento que parece irse la vida y toda clase de arritmias cardiacas, taquicardia y extrasístoles.

El magnesio tiene un papel fundamentalísima en la síntesis de las proteínas, no solo de nuestro cuerpo, sino en las de TODOS los seres vivos. En consecuencia, cuando nos falta en la cantidad correcta, tenemos un deterioro de los tejidos, pero como casi el 40% de las proteínas corporales es colágeno, es en la primera que suele notarse, junto a malas digestiones, ya que no se fabrican, tampoco, en la cantidad necesaria los enzimas digestivos. Por eso es muy corriente el hecho de que estas personas acaben tomando mucha fruta, porque se quejan de que se hinchan cuando comen; evidentemente, como todos los enzimas son proteínas, no producen pepsina, tripsina y erepsina, con lo que en lugar de digestiones se producen fermentaciones y aparecen gases muy molestos.

Y volviendo de nuevo a los colágenos, estos forman fundamentalmente los tejidos del esqueleto, es decir, huesos, cartílagos y tendones que no son de supervivencia. Ya en el bachillerato se enseña que «el esqueleto es el tejido de sostén y reserva del organismo». Su deterioro no compromete la vida, y por ello, cuando el cerebro necesita nutrientes que no aporta la dieta en cantidad suficiente, se van a buscar al esqueleto, y así aparecen las tendinitis, rotura de ligamentos, artrosis y osteoporosis.

Pero si el problema es grave, también ocasiona hematomas con facilidad, encías sangrantes, hernia de hiato, gastritis, divertículos de colon, colon irritable, piel envejecida, uñas frágiles o que se exfolian, cabellos débiles, caída de los mismos...

Además, se siente un cansancio inexplicable, se sueña que nos estamos cayendo, se siente opresión en el pecho o aparecen «tics» como el párpado que late.

Y nos acercamos a un aspecto muy poco conocido, la falta de magnesio puede ocasionar un aumento de la presión sanguínea, muy corrientemente con la mínima alta. Ello es debido a que la musculatura de las arterias también presenta contracturas.

Y lo que algunos no saben es que cuando la presencia de magnesio en la orina es muy baja, cristaliza el oxalato cálcico, formándose piedras en el riñón de este compuesto, al que a veces se añaden fosfatos e incluso uratos.

Justamente, algunos de los que me llevan la contraria gratuitamente aseguran que el magnesio origina litiasis renal. Este hecho es una excepción rarísima (yo he conocido un caso), y es que cuando hay una infección por «Proteus» puede formarse amoniaco y precipitar fosfato amónicomagnésico.

En cambio en la cistitis ayuda a mejorar los tejidos (siempre que se tomen también proteínas) y a fabricar anticuerpos que se necesitan para mantener a raya a la Escherichia coli, que normalmente suele ser la causa de las mismas.

Recuerden que sin magnesio no habría vida en la tierra, tal como la conocemos, ya que este es el átomo central de la clorofila, que permite captar la energía radiante, transformándola en energía química, y en el ATP almacenarla y, cuando hace falta, utilizarla.

Es curioso que se estudien tan poco los trabajos que hay sobre estos temas cuando son tan importantes para que los fenómenos vitales tengan lugar con normalidad.

Vitamina C

Para los químicos es el ácido ascórbico, y para los médicos antiguos era la sustancia que se encontraba en las frutas frescas y cuya carencia producía el temido escorbuto en los marinos que hacían viajes que duraban meses y a veces años.

El escorbuto normalmente se describía como la enfermedad que «aflojaba» las encías, provocaba la caída de los dientes y producía hematomas, a veces enormes. Yo he visto una fotografía de la espalda de un hombre que aparecía casi toda ella morada.

Cuando leía sobre la vitamina C, pensaba que aquellas personas también debían tener dolores articulares y problemas de esqueleto. Y lo encontré, en la descripción que un médico de la marina inglesa hacía de la enfermedad: a los síntomas anteriores añadía que los marineros afectados por el escorbuto además sufrían «artralgias», es decir, dolores articulares, y Julio César, en *La Guerra de las Galias*, cuenta cómo a los legionarios que pasaron mucho tiempo en lo que hoy es el norte de Francia «se les secaron las rodillas».

¿Por qué ocurría y ocurre esto? Porque para hacer los cordoncitos de tropocolágeno a partir de las tres hebras peptídicas se necesita ese reductor para transformar la prolina en hidroxiprolina y con estas moléculas formar puentes de hidrógeno que aten esas primeras cadenas y formen el cordón.

Y creo que este es el momento de recordar de nuevo que si bien los tendones, huesos y cartílagos están formados por colágeno, esta proteína se encuentra también en gran cantidad en las encías, paredes de los vasos sanguíneos, paredes del tubo digestivo, bajo la piel, etcétera.

Si me hacen caso en lo que he dicho hasta ahora, porque tienen problemas en su esqueleto, verán cómo mejoran, y mucho más rápidamente, sus uñas, piel y cabello, y ello porque estos tejidos tienen un *turnover* más rápido que los de los huesos, cartílagos y tendones.

¿Cuáles son los alimentos más ricos en vitamina C? Las naranjas, limones, pomelos, kiwis, tomates, fresas, piña, mango, papaya y sus zumos. Como ven, es muy fácil tomar vitamina C, pues incluso con el bocadillo o la comida si se la llevan fuera de casa añadirán frutas o zumos que encontrarán en envases muy cómodos y que no pesan.

Casos prácticos

Como han podido entender por lo que han leído, el deterioro prematuro de los tejidos se debe normalmente a un problema en la alimentación del individuo; en ocasiones, a varios, sobre todo en nuestro país, en el que es muy corriente un desayuno incompleto y una comida que se hace muy tarde.

Y sin embargo, siendo tan fácil la prevención de los problemas del esqueleto y su mejoría si se han presentado, no se puede entender que esto, que hace ya muchas décadas no dejaba de advertir, no haya tenido todo el interés y recepción entre los profesionales, cuyas opiniones, por aparecer (a veces diariamente) en los medios de información, llegan al público en general.

Tengamos en cuenta, además, que la mayor parte de las personas que padecen una invalidez, esta es debida a problemas de su columna, hombros, caderas o piernas, lo que supone un gran sufrimiento para el paciente y un enorme gasto para las arcas del Estado.

Sin embargo, con unos cuantos consejos de los dietistas y médicos que pueden llegar al gran público, muchos dolores físicos y las angustias morales que conllevan, pueden evitarse.

Van a ver qué fácilmente se entiende esto cuando les explique la conversación que tuve hace unos días con un señor.

Esta persona mide 1,85 metros y trabaja en una Caja de Ahorros; es decir, lleva ese horario de los bancos y similares que luego se traduce en una norma de vida que les voy a explicar.

El señor del que estoy tratando se dirige a mí, por recomendación de unos amigos a los que les comunica que acaban de diagnosticarle que tiene hernias discales (así me lo dijo), que su médico no es partidario de operarlo y que no sabe qué hacer; entonces, esas personas que me conocen lo dirigen hacia mí.

Le pregunto si esas hernias son consecuencia de algún accidente o debidas a grandes esfuerzos, y la respuesta es que no, y que él ha llevado una vida muy ordenada, que ha hecho deporte y que su alimentación también es muy sana. Esto último me lo recalcó varias veces, pues insistía en que tanto él como su esposa tomaban mucha verdura, y en esto de la verdura hacía mucho hincapié, y tal como el hombre se expresaba, parecía que atribuía el llevar una buena alimentación a la cantidad de esos alimentos que comía. Es de una zona en la que, sí, tienen fama reconocida la calidad y cantidad de verduras que se producen.

Sin embargo, yo insistí, esas lesiones se deben a que algún nutriente falta en su dieta, de modo que vamos a repasarla. Cuénteme usted qué desayuna, qué come y qué cena y a qué horas lo hace. Esto último, que pregunte a qué horas comen, extraña mucho a veces y, sin embargo, como ustedes verán, es importantísimo.

—Me levanto pronto, entre seis y media y siete, tomo un café con leche con pan de centeno —e insistió en que el pan era de centeno—; a eso de las once tomo un pincho de tortilla (que es un trocito de tortilla de patatas) en un palillo y una bebida que puede ser un cortado o en verano una cerveza. En la comida del mediodía tomo verdura y carne o pescado, y en la cena generalmente lo mismo, pues procuramos que quede y lo calentamos, aunque en verano a veces lo cambiamos por una ensalada ilustrada.

Y entro a preguntar:

—¿A qué hora hace usted la comida «del mediodía»?
—A las cuatro de la tarde.
—¿Qué toma de postre?
—Generalmente, un yogur, y a veces, en la cena, una manzana.

—Y usted me dice que come bien y que toda la vida ha tomado una alimentación muy sana. ¿Sabe a qué hora toman la merienda los franceses? A la hora en que usted hace la comida principal del día, ellos ya llevan por delante un desayuno completo y una comida entre doce y una, generalmente con un gran bistec.

Fíjense en la importancia que tiene el que la comida «del mediodía» se haga al mediodía o próxima a él.

—¿Cuándo y con qué toma usted vitamina C?
—La verdad es que casi no tomo fruta.
—¿Y zumos?
—Poco.

Debo hacerle más preguntas:

—¿Tiene o ha tenido alguna vez calambres?
—Sí, sobre todo cuando hacía deporte.
—¿Tiene la sensación de que se dispara un «tic» junto a un ojo?
—Muy a menudo.
—¿Tiene o ha tenido la sensación de que, soñando o dormido, cae o da una patada o mueve los brazos?
—Sí, muchas veces, y mi mujer me dice que agito los brazos y estoy dormido.
—¿Se despierta cansado?
—También muchos días.
—¿A qué hora se acuesta?
—Tarde.

Pues bien, si ustedes han leído con detenimiento este libro y yo me he explicado con claridad, ahora están en condiciones de entender por qué este señor ha llegado al estado en que se encuentra.

Recuerden que las proteínas, una vez hecha la digestión, solo están cinco horas en la sangre, ya que los aminoácidos que no se han utilizado en ese espacio de tiempo el hígado los transforma en urea que se elimina por la orina. Es decir, aquel señor que estaba absolutamente convencido de que comía estupendamente porque tomaba pan de centeno en el desayuno y mucha verdura en la comida y la cena, estaba cometiendo una serie de errores que vamos a señalar.

En primer lugar, el que el pan sea de centeno no le añade ningún valor especial a que fuese de trigo, pero hay personas que creen que ciertas cosas raras son mejores que las que habitualmente usamos.

El centeno es un cereal que se cultiva en tierras pobres (graníticas generalmente) como las que hay en Galicia y ciertas zonas de Alemania, ya que el trigo es un cultivo más exigente y por lo tanto solía resultar más caro cuando no había la facilidad de transporte de la que gozamos en los tiempos actuales.

Tengan en cuenta que, tradicionalmente, el centeno era el cereal con el que se hacía el pan que comían los pobres, porque además, cuando no se trataba el cornezuelo del centeno, producía ergotismo, que es una enfermedad llamada también «fuego de San Antonio», que, como es natural, procuraban no sufrirla los ricos, sino aquellos que no podían alcanzar a cultivar o comprar trigo, con cuya harina se hacía el pan más apreciado.

Pues en estos momentos es enorme el número de personas que creen que ciertos alimentos que son más raros en nuestra dieta son mejores, cuando lo normal es que, si los suelos y el clima lo permiten, lo que se cultiva en mayores cantidades son aquellos alimentos más sanos o que tienen mejor paladar y por ello son más apreciados.

Pues bien, aquel señor que sale tan contento de su casa porque ha tomado pan de centeno se pone a hacer un trabajo mental. Es un contable y por tanto necesita aminoácidos para formar neurotransmisores y neuromoduladores; pero su desayuno no le ha suministrado suficientes. ¿De dónde los saca? Del esqueleto.

Llega un momento en que su estómago empieza a quejarse y la cabeza sigue pidiendo nutrientes al esqueleto, pero este no da más de sí y empieza a «dar de no», que digo yo. Entonces, va al bar más próximo, pero solo toma «un pincho», porque como hace tiempo también le dolían las rodillas y le han dicho que procure no engordar, se conforma con eso y una bebida para contentar al estómago.

Y vuelta a un trabajo que sigue necesitando proteínas, fósforo, magnesio, vitaminas del complejo B (que tienen mucho que ver con el sistema nervioso) y que su dieta no los lleva en la medida necesaria. La cabeza vuelve a pensar, pero yo estoy segura (y eso no se lo pregunté) de que al cabo de dos horas, más o menos, el trabajo se le hacía pesado y aquello que pudiera esperar, lo dejaría para el día siguiente.

Esas personas que salen a las tres de la tarde del despacho y muchas de las cuales no pueden comer hasta las cuatro, me crean una enorme preocupación, y desde aquí hago notar que los que están sometidos a ese horario es necesario que tomen dos desayunos importantes, si quieren tener luego una buena vejez.

Ese señor, al que nadie le había preguntado, cuando refería sus problemas con su horario de comidas, además no tomaba fruta de postre, sino un yogur, y a veces, en la cena, una manzana.

¿Dónde se encuentra la vitamina C? En los cítricos, tomates, kiwis, fresas, piña y en sus zumos, principalmente.

¿Cuándo tomaba este nutriente la persona a la que nos estamos refiriendo? Al parecer, y por lo que me explicó, solo circunstancialmente.

Pero además,y esto es normal que no lo supiera, los calambres, espasmos, tics y cansancio matinal (aunque hubiera estado ocho o diez horas en la cama, en vacaciones), están señalando una falta notable de magnesio.

¿Qué le aconsejé yo? En casa, con la leche, tome cuatro comprimidos de colágeno con magnesio y también vitamina C;

haga un segundo desayuno importante luego, con un bocadillo que se prepara la noche anterior, en casa, con tortilla o 60-80 gramos de jamón de York o pechuga de pavo, o 50 gramos de jamón o lomo curados, o 30-50 gramos de jamón más quesos (Gruyere, Emmental)... y llévese un zumo; sirven los que encuentra en el comercio. Suelo insistir, tómese esto del bocadillo en serio, pues a las cuatro de la tarde es la hora de merendar.

Hubo una ocasión en la que estaba en París, hace muchos años —donde pasé quince días con unos amigos—, en la merienda era cuando tomábamos unos pasteles, que salíamos a buscar, pues entonces y con lo que nos movíamos podíamos permitírnoslo sin temor a engordar. Habíamos preparado un desayuno con huevos, jamón o queso y habíamos tomado un gran bistec a las doce, que era la hora en que estaban obligados a comer nuestros anfitriones, pues su horario laboral se lo exigía así.

Por el contrario, nuestro hombre, hasta las cuatro de la tarde, no hacía una comida que le suministrara las proteínas que necesitaba para realizar con facilidad su trabajo, para regenerar sus tejidos, etc.

Le recomendé que se acostumbrara a tomar cítricos, tomate crudo o zumo de cítricos o de tomate en la comida y cena.

Asimismo, al acostarse, que volviera a tomar otros cuatro comprimidos de colágeno con un vaso de leche desnatada, que no estuviera fría y recién sacada de la nevera, y como consideré que los 160 miligramos de ion Mg++ que le suministran los ocho comprimidos de colágeno diarios no son suficientes en su caso, le recomendé que tomara una cucharilla de carbonato de magnesio con el yogur del postre o dos comprimidos de magnesio con la comida, a su elección.

Por cierto, que hay muchas personas que me preguntan «si es lo mismo tomar carbonato que cloruro». Yo les digo que para aportar magnesio, sí. La diferencia está en que cuando la persona tiene hiperacidez, el carbonato le sienta mejor; este tiene la ventaja de que es insípido (mientras el cloruro es amargo), y la persona que no tiene ardor de estómago también puede tomarlo dentro de zumos de cítricos, tomate o yogures. Otros, prefieren tragar, con agua, las pastillas de cloruro entre dos platos o antes del postre.

El carbonato tiene además una cualidad muy apreciada por muchas personas y es que es el mejor desodorante que existe. Además de baratísimo, no produce —sino que calma— la irritación. Se tiene en una caja redonda en el cuarto de baño con una mopa de aquellas que usaban nuestras abuelas para empolvarse. Se pone en las axilas, bajo el pecho y donde sea conveniente y el sudor no huele.

Van a entender perfectamente el porqué. El pH de la piel es de 5,5, y con ese grado de acidez es como proliferan las bacterias que van a fermentar el sudor y hacer que huela. Con el carbonato, llevamos el pH a 9-10, y en ese grado de alcalinidad no pueden vivir los microorganismos que producen el mal olor.

Es decir, sudar se suda igual; pero no se huele, que es de lo que se trata.

Si me he explicado bien y han entendido el porqué de la inhibición del proceso, también entenderán el hecho de que en las cistitis, que en muchas mujeres se dan repetidamente, utilizar «salvaslips» con carbonato de magnesio evitan que las *Escherichia coli* se multipliquen en la uretra y la vejiga y se curen o no aparezcan nuevos problemas. ¡Ojo! Siempre, naturalmente, que la alimentación acompañe y la persona pueda formar proteínas para fabricar anticuerpos y tener en buen estado los tejidos.

Como ven, la química alcanza a todo, y después de estas conclusiones, que creo pueden ser de utilidad a bastantes señoras, volvamos a lo nuestro.

Cuando una persona tiene problemas en su esqueleto, conviene también recomendarle la lecitina, como expliqué en el capítulo del fósforo, y también es muy interesante decir que añadan levadura de cerveza a su alimentación, porque, en el momento actual, las personas de cierta edad NO toman suficiente complejo B, que, como ustedes saben, está formado nada menos que por ocho vitaminas y que precisamente, además de la obtención de energía en la combustión de los azúcares y grasas, están muy relacionadas con el sistema nervioso.

Bueno, les he referido un caso «tipo» absolutamente real, que se presenta con más frecuencia de la deseable y que estoy segura de que, al leer el planteamiento, ustedes ya han sabido resolver. Porque de eso se trata, de que ustedes mismos se preparen una alimentación que les permita evitar los problemas a los que nos referimos en este libro y mejorarlos si ya están ahí.

Tengan en cuenta que el inicio es insidioso: un día tenemos tortícolis, otro nos suena una rodilla al agacharnos o nos molesta el hombro, o duele un codo, pero no le hacemos caso porque es un «dolor que corre», y este tipo de dolores siempre nos decían que no tiene importancia. Y la tienen, vaya si la tienen, son avisos de que la artrosis ya está asomando su triste cara y, poco a poco, nos va a fastidiar la vida.

Además, las causas, en apariencia, pueden ser distintas, pues el mismo día en que el señor que comía a las cuatro me explicaba su problema, también escuché el de una señora de mediana edad, cuyo trabajo es organizar su casa y podía permitirse el lujo de jugar al golf mientras estuvo bien, o hacer recuperación cuando se encontró mal; y digo esto, porque significa que esa persona puede emplear su tiempo en la medida de sus aficiones y necesidades.

¿Cuál era su alimentación? Por la mañana empezaba con un zumo «hecho en casa» y un desayuno ligero a base de dos tostadas con un poco de aceite o mermelada, según le apetecía, y un té. Su comida era muy ligera y, en ocasiones, a base de batidos o barritas preparadas para dietas de adelgazamiento. Por la tarde otro té, y la cena se basaba en una gran ensalada «ilustrada» con nueces, queso, o bien otros días con York o atún... Es decir, variaba el acompañamiento, pero lo fundamental en sus cenas es la ensalada con tomate, es decir, vitamina C.

¿Por qué esta señora de clase acomodada, que podía emplear el tiempo según su gusto y aficiones, tenía los mismos problemas que el señor anterior, que tenía que madrugar y, según él, NO podía comer hasta las cuatro de la tarde? Porque la señora quería estar delgada, y cuando empezó con los dolores, nadie le había preguntado por su alimentación y, en cambio, sí le habían recomendado que procurase no engordar.

Además de la artrosis, lo más frecuente es que las señoras te digan que tienen osteoporosis; esto en muchas ocasiones se debe a que su ginecólogo le ha mandado hacer una densitometría y se ha enterado por ello. En estos casos, aparte de que la persona no repara el desgaste del colágeno, porque no tiene suficientes proteínas, y que le falta magnesio, es muy corriente que lleve tiempo sin tomar grasas animales ni leche completa. Incluso muchachas muy jóvenes la toman desnatada para no engordar, con lo que tienen una deficiencia de vitamina D, que solo en verano la compensan cuando toman el sol para ponerse morenas. y esa falta de vitamina D también puede ser la causa de que no se fije el calcio en los huesos.

Cuando el problema se presenta en vegetarianos, a estos les cuesta entender el porqué del mismo; es corriente que me digan que ellos hace años que toman magnesio y que cuidan mucho su alimentación, y de hecho lo hacen, pero a veces van mal orientados. Cuando indago qué es lo que comen, en general el desayuno lo hacen mejor que los que no se preocupan mucho por su dieta, ya que le suelen añadir almendras, avellanas o nueces y fruta. Pero su gran equivocación viene de la creencia de que tomando cereales y semillas de leguminosas creen que es suficiente. Es decir, el aporte fundamental de proteínas lo basan en el consumo de legumbres.

A los cereales se les quita el germen, para que al llegar la primavera no germinen y, en consecuencia, puede decirse que son almidón, celulosa y algo de lignina. Me dirán que los que tienen «raspa» tienen gluten, y es cierto, pero una cantidad insignificante, aunque suficiente para perjudicar al intestino de los que tienen intolerancia a esa proteína; ustedes saben perfectamente que las sustancias perjudiciales para la salud no tienen que estar en gran cantidad para hacer daño. Piensen en la lactosa de la leche, que perjudica a los que no fabrican lactasa, o en los venenos de los hongos que nos hacen daño a todos.

A la hora de comer, a veces me explican que de vez en cuando toman un huevo; tengan en cuenta que su riqueza proteica es del 14%, y que salvo que se compren grandes, pesan 50 gramos. Es decir, con un huevo se toman siete gramos de proteínas, contra los 24 gramos que normalmente nos suministra un bistec mediano.

En la merienda es muy corriente que tomen yogures o leche de soja, y en la cena, a veces, queso, y los que lo hacen mejor, algo de pescado.

Cuando un vegetariano tiene algún problema de salud, hace una cosa bien hecha, que es revisar su dieta, y enseguida otra mal hecha, que es pensar que se está «pasando» en algo y que tiene que hacerla más estricta, con lo que va quitando los huevos, el pescado... porque les aterroriza lo que comen las gallinas y la contaminación de los mares, según me cuentan algunos, con lo que van llegando a una dieta estrictamente vegetariana de la que ha borrado todas las proteínas que los químicos llamamos de «alto valor biológico», precisamente porque nos suministran los aminoácidos requeridos por nuestro cuerpo en la proporción en que los necesitamos.

Y aquí entramos ya de lleno en el mundo de la soja, que es un alimento muy completo, pero que tiene (y eso no suele decirse) una cantidad de purinas similar a la de las vísceras. Por ejemplo, la soja tiene 380 miligramos de purinas por 100 gramos de alimento; la harina de soja, 390 y el tofu 450.

Para que ustedes se hagan una idea de lo que significan estas cantidades, les doy las siguientes: corazón, 480; hígado, 336; riñón, 240, que toda la vida hemos sabido podían producir ácido úrico, y digo producir, porque estos alimentos no lo llevan, sino que son ricos en purinas (adenina y guanina), que se encuentran en los ácidos nucleicos, ADN y ARN, y luego en nuestro organismo ciertas personas las transforman en ácido úrico, sobre todo si se toman en cantidad.

Yo me imagino que es por esta razón por lo que los vegetarianos más estrictos tienen terror al ácido úrico, al que convierten en su «bestia negra», y que hace treinta años, si alguien se empeñaba en mirarte el iris del ojo, llegaba siempre a la conclusión de que tenía ácido úrico. Como ustedes pueden comprender, si han llegado a conocerme un poco, yo solo me fío de los análisis de sangre hechos por un buen laboratorio; pero debido al trabajo que durante algún tiempo desempeñé en una empresa que dirigía fundamentalmente sus productos hacia consumidores que hacían dieta vegetariana, en mi trato con los clientes tuve en una ocasión que aceptar que me hicieran un diagnóstico por el iris. Es posible que haya personas que sepan hacerlo, pero el señor que observó mis ojos y me diagnosticó que tenía ácido úrico falló completamente.

Y dejando a las personas, los animales, que en apariencia están bien alimentados, también pueden llegar a sufrir deficiencias, en su caso de magnesio. Pues sí, vamos a repasarlo y verán cómo ustedes me dan la razón.

Fíjense en los huesos de los pollos. Cuando yo era joven, eran blancos, y cerca de los bordes, irisados; en cambio ahora, son gris-marrón y quebradizos, y si se fijan en su cuerpo, es muy corriente que presenten hematomas.

También si prestamos atención y nos fijamos, veremos perros que cojean, y lo más llamativo de todo, los toros se caen. Estos animales, están cuidados en extremo, pues los criadores quieren que embistan, sean fuertes y tengan buena estampa; sin embargo, a pesar del interés que ponen en su cuidado, a los de ciertas ganaderías les fallan los remos y desempeñan un triste papel en la plaza, porque sus articulaciones no responden.

Tengan en cuenta que una articulación es un engranaje, y que donde hay un saliente, enfrente se encuentra un entrante, y que ese conjunto está sujeto por unos ligamentos y tendones. Si son débiles los tendones y los cartílagos se suavizan, bien sea porque ya no se forman correctamente o no se repara su desgaste, esa articulación sufre desplazamientos y las patas no funcionan como es debido.

Esto yo creo que lo tienen muy en cuenta los criadores de caballos de carreras en el extranjero, pues una señora alemana que vino a verme por su artrosis, me dijo que ella tenía una cuadra de caballos y que, por recomendación de sus cuidadores, les daba magnesio.

Es más, en España tenemos unas minas de carbonato de magnesio, que creo lo tuestan, y en forma de óxido se exporta para fabricar piensos que lleven el elemento del que tratamos en las cantidades que se aconsejan. «¿Y aquí se añade a nuestros piensos?», pregunté. «En cantidades más bien simbólicas», me respondieron, hace ahora unos veinte años.

Hace mucho tiempo, unos payeses de Lérida me explicaban que iban a dejar de criar cerdos, porque con los suyos tenían problemas incluso de canibalismo; yo, sin asegurarles la solución del problema, les dije lo que creí oportuno probar, que era dar unos 300 miligramos de ion magnesio al día, por 50 kilos de peso de los animales. Y con gran alegría y satisfacción, al cabo de un año, más o menos, recibí una tarjeta postal con unas rosas, en la que me daban las gracias, pues al menos en aquel caso se habían resuelto los problemas. Eran personas de edad que tenían una cuadra pequeña, porque estoy segura de que los grandes criadores tienen veterinarios que los asesoran perfectamente; es más, a veces tengo la sensación de que se cuida más la alimentación de los animales de granja que la de algunas personas.

Por qué el colágeno en los problemas de tendones, cartílagos y huesos

Ustedes se pueden preguntar por qué recomiendo suplementar la dieta con colágeno en lugar de con proteínas de soja o de leche, que también se pueden encontrar en el comercio, y la razón es muy sencilla. La proteína que forma los huesos cartílagos y tendones es muy especial en su composición de aminoácidos; estos son veinte, los mismos para todas las proteínas de todos los seres vivos. Pero ¡cuidado! No están en ellas en la misma proporción y un ejemplo que seguramente ustedes conocen es que las de los cereales son pobres en lisina, metionina y triptófano; esto lo saben muy bien los vegetarianos preocupados por su alimentación.

Ahora bien, lo que no se ha divulgado tanto es algo que los estudiosos del tema conocemos y es que el 60 por 100 del colágeno está formado solo por tres aminoácidos: la glicocola o glicina, la prolina y la lisina, con sus derivados de hidroxiprolina e hidroxilisina.

Esta singularidad de repeticiones de los mismos permite un enrollado de cordoncitos de tropocolágeno y luego su estabilidad gracias a los puentes de hidrógeno que forman los hidroxilados de prolina.

Es decir, el colágeno es una proteína con una composición muy especial que exige muchos aminoácidos de determinado tipo y este hecho se cubre tomando precisamente esa proteína como complemento.

Hay que tener en cuenta que los colágenos son tan parecidos entre sí que hay técnicas en estética que lo inyectan en los labios, por ejemplo, sin que haya rechazo, cosa que ocurriría con cualquier otra proteína con la que se intentase hacer lo mismo.

De hecho, cuando yo era niña tomábamos a diario caldos en los que se había cocido rodilla de ternera o huesos de jamón y era muy corriente comer manitas de cordero, pies de cerdo y «cabeza de jabalí». En aquel tiempo, los pollos se comproban vivos y las patas, después de bien limpias y peladas (la piel de fuera la quemaban en un plato de alcohol ardiendo), y una vez hecho esto, también iban al caldo.

Es decir, en la dieta actual tomamos menos cantidad de colágeno y menos magnesio que nuestros abuelos, y ese es el motivo principal del aumento de los problemas de huesos, cartílagos y tendones.

Como el esqueleto es el tejido de sostén y de reserva del organismo, cuando al mismo se le piden los materiales que faltan en la dieta para reparar las paredes del tubo digestivo, de las encías, de los vasos sanguíneos, etc. Y si el esqueleto está esquilmado por peticiones anteriores y por qué no se ha cuidado la renovación del mismo ya «da de no»; ha dejado de dar de sí y entonces hemos llegado al punto en el que además del deterioro de los cartílagos, huesos y tendones, aparecen hematomas con pequeños golpecitos, sangran las encías al lavarnos los dientes y el deterioro del tubo digestivo se evidencia en forma de gastritis, hernia de hiato, divertículos de colon, digestiones pesadas, etc.

Con lo dicho, queda explicada la conveniencia de tomar colágeno como complemento de preferencia a otras proteínas. Ahora bien, ¿puede ser interesante que nuestra alimentación proteica esté basada fundamentalmente en colágeno? NO.

Y es muy fácil de entender. Las otras proteínas de nuestro organismo necesitan unos aminoácidos que no son los tres citados más abundantes en la gelatina animal; por ejemplo, los neurotransmisores y neuromoduladores exigen un surtido variado de los mismos e incluso sabemos que el dopa, adrenalina y nodradrenalina se forman a partir de la tirosina y la serotonina, cuya importancia es conocida ya por muchísimas personas para conseguir la tranquilidad y un sueño reparador, se obtiene a partir del triptófano, que es un aminoácido que se encuentra en mayor medida en las proteínas animales y la leche.

Es decir, comeremos huevos, carnes y pescados como hemos hecho habitualmente y tomaremos colágeno con magnesio sobre todo en las comidas que lleven menos proteínas, que en nuestro país suelen ser los desayunos y las cenas (sobre todo en las señoras), que, como es natural, son las que padecen en mayor número los problemas a los que hemos hecho alusión anteriormente.

Para todas las personas interesadas en conocer mejor estos temas, explicaré más detenidamente la composición del colágeno: ya he dicho que el 30 por 100 está formado por glicina, también llamada glicocola, que es el aminoácido más pequeño que se conoce, pues solo tiene dos átomos de carbono; alrededor del 20 por 100 es prolina y su derivado hidroxiprolina y aproximadamente un 10 por 100 es lisina e hidroxilisina. Por eso insisto, tomando colágeno vamos a fabricar colágeno, pero es necesario tomar también otras proteínas para formar anticuerpos, neurotransmisores, hemoglobina, etc.

En los ligamentos, además del colágeno, hay otra proteína llamada elastina y en esta hay una molécula de desmosina que está formada por cuatro de lisina; de modo que el colágeno también nos suministra los materiales con los que fabricar elastina, pues contiene un 10 por 100 de lisina, como he reseñado anteriormente.

Y la explicación de por qué le añadinos magnesio creo que ha quedado clara en el capítulo reservado a este elemento;

precisamente por no marear con mucha geología me quedé corta, pues no hablé del Rif, que está separando África en dos trozos con las montañas formadas por cenizas volcánicas de Etiopía y Kenia que dan lugar a unos suelos de labor muy ricos en magnesio y producen cosechas que alimentan a los mejores y más resistentes corredores del mundo en las maratones y otras pruebas parecidas que exigen un gran esfuerzo continuado. ¿No les ha llamado la atención que siempre sean los etíopes y los keniatas los que ganan las maratones? Y a veces también anda cerca de ellos algún japonés. Pues no lo olviden, esas personas se alimentan con los productos que se obtienen en suelos muy ricos en magnesio, en los que este elemento es fácilmente utilizable porque son cenizas; precisamente las que arrastra el Nilo Azul y hacían que las cosechas regadas por el Nilo fueran tan abundantes. Y recuerden que los egipcios utilizaban también los barros del río para hacer emplastos curativos e incluso los bebían para curar ciertas enfermedades.

Esto, haciendo un símil con los anuncios de la tele, es «la prueba del algodón», en el sentido de que me da la razón en todo lo que llevo diciendo desde hace más de treinta años.

Mitos y tópicos

1. ¿Cómo podemos distinguir físicamente una artrosis de una artritis?

La artrosis no es una enfermedad y por ello las analíticas pueden dar unos resultados aparentemente buenos o sin evidencias de enfermedad; en cambio, en la mayor parte de las artritis, sale positiva alguna de las pruebas reumáticas. En muchos casos, además de inflamada, está caliente la articulación y algunas personas sacan la rodilla o el hombro fuera de la cama cuando van a dormir, porque el calor que dan las mantas les molesta.

En ocasiones, la persona que tiene artrosis puede tener además artritis porque las bacterias o virus que atacan la nariz o garganta ha llegado también a las articulaciones y en esos casos va bien tomar infusiones de tomillo con orégano a las que se añade miel, si no hay algún problema que la desaconseje. Téngase en cuenta que esta, como las hierbas, es antiséptica por el ácido fórmico que lleva y la prueba de ello es que no necesita nevera para su conservación

2. Cuando duelen las articulaciones o extremidades, ¿cuáles son los síntomas de que algo no va bien en nuestras articulaciones o huesos?

Cuando duelen las articulaciones y hay desgaste, «suenan» y ello indica una artrosis; en cambio, en las artritis pueden doler y no hacer crujidos, porque los cartílagos están inflamados.

3. ¿Es posible erradicar el acartonamiento que aparece en extremidades o articulaciones por las mañanas?

Es muy corriente levantarse duro y rígido por las mañanas debido en parte a que hemos estado mucho tiempo en la misma postura y las articulaciones se han «encajado» unas en otras por ese motivo.

Es muy recomendable mover los brazos y cuerpo en general, cuando nos levantamos.

4. ¿La falta de colágeno en nuestra dieta puede originar una caída masiva de cabello a partir de los cuarenta, teniendo las analíticas perfectas?

La caída del cabello es muy corriente que obedezca a un estrés combinado con deficiencias de complejo B, magnesio y proteínas, pero nunca debe olvidarse que en algunos casos el problema es consecuencia de un componente genético y entonces es muy difícil de solucionar.

5. ¿Qué alimentos son esenciales o básicos en nuestra dieta para que nunca falte el colágeno y el magnesio en nuestro organismo?

Tomar proteínas y vitamina C en las tres comidas principales del día y añadir algún suplemento de magnesio o aún mejor, de colágeno con magnesio.

6. ¿La fibromialgia está relacionada con la falta de colágeno o algún complemento o mineral?

No se conoce la causa de la fibromialgia y en consecuencia, de momento, no se sabe la solución; a veces ocurre que se ha diagnosticado como fibromialgia los dolores producidos por una artrosis generalizada y por eso hay personas que dicen que con una dieta equilibrada y tomando magnesio han mejorado, pero en realidad se han paliado los dolores que le producía el desgaste de sus cartílagos.

7. ¿Es bueno tomar complementos lácteos a partir de determinada edad en forma de yogures para aumentar la densidad de los huesos y evitar osteoporosis?

Aunque los lácteos son los alimentos más conocidos como suministradores de calcio, también la soja, las almendras y las legumbres son ricas en este elemento. Pero es bueno consumir yogures, sobre todo si se han tomado antibióticos o muchos medicamentos, pues además del calcio del que nos provee, nos aportan bacterias intestinales que, entre otras funciones, fabrican vitaminas del complejo B y también la K.

8. ¿Quiénes deben tomar colágeno, solo la mujer?

Es recomendable el colágeno para todas las personas.

Antiguamente, cada día tomábamos unas sopas en las que durante horas se había cocido rodilla de ternera, patas de pollo u otro tipo de huesos. Además era corriente comer «manitas de cordero» y patas de cerdo.

9. ¿Qué importancia tiene el colágeno y su ingesta en las distintas etapas?

El colágeno forma los huesos, cartílagos, tendones y ligamentos y abunda en las encías, piel, paredes de los vasos sanguíneos, del tubo digestivo, en la córnea, uñas, etc. Por eso es tan importante tomarlo a lo largo de toda la vida.

10. Un niño, ¿cuándo debe dejar de tomar leche e incrementar en su dieta alimentos ricos en colágeno?

También es interesante que cuando un niño comienza a comer purés o yogures se añada colágeno en polvo, pues además de estar hidrolizado lleva magnesio, que es indispensable para formar el del individuo con los aminoácidos del que ha tomado.

11. ¿Cómo debe cuidar un niño con fuerte actividad física sus huesos?

Todas las personas ya desde la niñez deben cuidar su esqueleto tomando proteínas y vitamina C en en las tres comidas más importantes del día y tiene mucho interés añadirles algo de magnesio, porque además de que se necesita para la formación de los tejidos y todas las proteínas, este elemento tiene una función primordial en la relajación muscular y por lo tanto, en todo trabajo y esfuerzo físico que realiza la persona.

12. ¿A qué se debe el dolor de tendones en los niños en ·pubertad?

Los tendones pueden doler cuando hay contracturas musculares y hay que recalcar que estas normalmente aparecen cuando el potasio no puede entrar de nuevo en el músculo, porque hay un déficit de magnesio que es el cofactor imprescindible para el ATP que es la molécula que suministra la energía necesaria para poder realizar este trabajo.

13. ¿Qué complementos o suplementos vitamínicos son beneficiosos en la mujer premenopáusica?

Está muy generalizado que la mujer evite tomar grasas animales, porque engordan, tienen colesterol o le sientan mal al hígado e incluso consumen los lácteos desnatados y en consecuencia les faltan las vitaminas A y D; y como en la actualidad no se come hígado, riñones y pocas carnes rojas, también es bastante frecuente que tengan deficiencia de hierro y complejo B.

14. ¿Tiene relación la menopausia con el estado de nuestros huesos?

La menopausia no tiene nada que ver con el esqueleto, pero sí el ganar peso. Entonces sucede que se empieza con unas dietas que consisten en desayunar poco, cenar «fruta y un yogur», tomando además todo desnatado; incluso se deja de tomar cacao, porque el chocolate engorda: el resultado es que tenemos a una persona con falta de vitaminas A y D, porque no toma grasas, de magnesio, y muy corrientemente también de proteínas en la primera y última comida del día.

15. ¿La mujer a qué edad debe empezar a cuidar sus huesos? ¿En la premenopausia?

Desde la niñez y seguir toda la vida.

16. ¿Por qué las dietas modernas deterioran los huesos y nos hacen frágiles a caídas y lesiones?

Porque en el mundo occidental los alimentos cada vez son más pobres en magnesio, que es un nutriente esencial en la fabricación de colágeno, y porque cada vez es mayor el número de habitantes de las ciudades que en nuestro país, en general, hacen un desayuno muy pobre.

17. ¿Los deportistas deben tomar colágeno con magnesio?

Todos los deportistas necesitan un aporte extra de colágeno y de magnesio. Cuando nos duelen las articulaciones, significa que hay un desgaste en los cartílagos (que son colágeno) y al acercarse los huesos rozan los nervios y ese roce es el que se traduce en dolor. Por eso, lo primero en lo que hay que pensar es cómo regenerar esos cartílagos, para que la articulación se rejuvenezca y dejen de producirse más pinzamientos.

Si al agacharnos, suenan las rodillas, es un aviso muy a tener en cuenta.

Conclusión

Los cartílagos están formados fundamentalmente por colágeno, los tendones son haces paralelos del mismo, y precisamente la parte del hueso que da a estos una cierta flexibilidad, que impide que se rompan, es también el colágeno.

Tengan en cuenta que las estructuras que están sometidas a esfuerzos deben poder deformarse y recuperarse de nuevo cuando la fuerza deja de actuar. Este es un aspecto que los arquitectos lo tienen muy claro, y así Minoru Yamasaki, al construir las torres gemelas de Nueva York, les dio una flexibilidad que les permitía apartarse 90 centímetros de la vertical con vientos fuertes, precisamente para que no se rompiesen. Y Norman Foster hizo tan flexible el llamado «Puente del Milenio» en Londres que había personas que se asustaban de lo que llegaba a moverse con mal tiempo.

Recuerden: los cuerpos flexibles, por la acción de una fuerza, se deforman, mientras que los rígidos se rompen.

Lo que da flexibilidad a los huesos es el colágeno, y lo que permite que conserven su forma, el fosfato cálcico. Y cuando este predomina sobre la parte orgánica, son como de piedra pómez o travertino, es decir, porosos y a la vez frágiles.

Si me siguen en este razonamiento de física, estarán de acuerdo conmigo en que la osteoporosis se trata muy mal, pues no es un problema de falta de calcio, sino de saber por qué ese calcio no se fija en el hueso, ya que para hacerlo necesita colágeno, pues es en los huecos que dejan los cordoncitos de tropocolágeno donde se sitúa el fosfato cálcico.

Más fácil es entender que en la artrosis y en los problemas de tendones, roturas de vasos, deterioro del tracto digestivo, envejecimiento de la piel, uñas y cierto tipo de cabellos débiles y que se caen, tenemos que formar proteína.

Insisto en que los alimentos proteicos deben tomarse, y en la cantidad conveniente, ya desde el desayuno, y, por ejemplo, pueden ser huevo más jamón, o jamón, lomo o pechuga de pavo más queso... carnes al mediodía y pescado en la cena.

Que conviene tomar vitamina C también en las tres comidas del día y suplementar la alimentación actual con lecitina de soja, ya que en la actualidad hemos disminuido la ingesta de fósforo como he explicado en el capítulo correspondiente.

Y es necesario tener en cuenta que cuando hay algún síntoma de déficit magnésico es necesario completar nuestra dieta con este elemento. Si se tienen dos o más síntomas de los citados en el texto, conviene tomar 6 comprimidos diarios de magnesio: 2-2-2 comiendo, entre dos platos o antes del postre. Cuando la persona tiene acidez de estómago, puede tomar una cucharadita o un comprimido de carbonato de magnesio, también en las tres comidas. Si la persona prefiere tomar carbonato y no tiene exceso de ácido clorhídrico, lo toma con zumos, agua con limón, yogures o ensaladas y así va perfectamente.

Si la acidez se tiene pasado un rato después de la comida, es el momento de tomar una pastilla de carbonato o una cucharadita, pero en este caso con agua o leche.

Y si usted es de aquellos que toman solo un poco de jamón o un poco de pescado o carne en la comida y cena, con un desayuno a base de cereales con leche o fruta, como me explican muchas personas, debe tomar el colágeno con magnesio en la medida de 3 a 5 comprimidos en la comida que es escasa en el segundo plato, y sobre todo en esos desayunos tan pobres de alimentos proteicos. Pueden tomarlo tamién en polvo, en la medida de 1 cucharada sopera con el desayuno y cena, pues esta equivale a 5-6 comprimidos, y en la actualidad pueden encontrarlo en sticks cuyo contenido equivale a 1 cucharada sopera y así llevarse al trabajo o de excursión con toda comodidad.

Hay personas que cuando se lo explico me dicen: ¿No son muchas pastillas? Tengan en cuenta que son alimentos presentados en esa forma para mayor comodidad y disminución del volumen de la gelatina que forma el colágeno.

Llegados a este punto, conviene advertir acerca de otra de las tonterías que exponen personas que parecen preparadas, y es la de que «el magnesio no se absorbe en pastillas, solo con los alimentos».

Los cationes pasan «desnudos», es decir, en forma iónica, a la sangre con la ayuda de unas proteínas transportadoras que se encuentran en la pared del tubo digestivo.

Si fuese cierto que los minerales solo se asimilan con los alimentos, no tendrían el menor sentido las tabletas de sal que llevan ejércitos y exploradores, ni los comprimidos de potasio, ni los suplementos de hierro, ni el yodo que se añade a la sal en aquellas zonas de terrenos magmáticos alejadas del mar, que encontramos tanto en América del Norte como en Sudamérica.

Una cosa muy recomendable para todo el mundo: estudiar y asegurarse muy bien antes de hablar, y que además se haga uso del sentido común que normalmente está de acuerdo, con la lógica que aprendíamos en nuestros bachilleratos y que parece que en algunos temas se recuerda poco.

Pero volvamos a lo que estábamos tratando anteriormente. Hay muchas personas que, por su horario de trabajo, beben algo en casa: unos leche, otros zumos o un té y salen disparados. Estos deben tomar 4-5 comprimidos con la bebida de casa y llevarse un bocadillo con jamón, lomo o tortilla más un «brik» de zumo de naranja, tomate o piña; luego comer normal, pero muchas mujeres van tan cansadas que me dicen que «no pueden» hacer la comida y toman una ensalada más o menos completa. Les aconsejo que en el camino compren pollo asado (medio si están solas) y que el primer día coman la pata calentita y el siguiente la pechuga fría con la ensalada habitual y que queda muy bien con piña y un poco de mayonesa.

Estas personas, que después del trabajo están agotadas, acostumbran a cenar a base de pizzas o fiambres, pero cuando les suben los triglicéridos o el colesterol y empiezan a engordar, «aligeran» la cena, quedándose en la fruta y el yogur.

Esta cena debe también complementarse con cuatro e incluso cinco comprimidos de colágeno con magnesio y vitamina C, según problemas, alimentos que toman y estatura.

Como ven, tengo muy en cuenta las circunstancias con las que se encuentran las mujeres actualmente, ya que precisamente ellas pueden ser las mayores beneficiarias de las recomendaciones de este libro.

En un gran porcentaje, son las que peor hacen el desayuno, y sobre todo las cenas; y en ciertos casos, también la comida llamada «del mediodía», que para ellas tiene lugar muchas veces entre tres y media y cuatro de la tarde. Piensan poco en su alimentación y, sin embargo, se ven bombardeadas por anuncios de cremas de colágeno, que si bien les va a suavizar momentáneamente la piel, no les va a añadir esta sustancia bajo la misma, que es donde tiene que estar.

Señora, su colágeno ha de formarlo usted misma. Para ello tiene unas células llamadas fibroblastos que lo fabricarán haciendo con él una red elástica en la zona que hay bajo la capa más externa de la piel, que le proporcionarán a usted el aspecto de juventud y lozanía que nadie queremos perder; si lee con detenimiento lo que explico en este libro, entenderá que el que le ofrecen en forma de crema nunca entrará a formar parte de su propio cutis. La juventud de este tiene que mantenerla desde dentro con lo que se alimenta usted.

Si hace caso de las indicaciones que le doy, antes incluso que la mejoría del esqueleto notará la de su piel, sobre todo en la cara, que es lo que usted antes ve. Estos consejos tienen una gran diferencia con los que habitualmente recibe. Es lo que realmente ocurre en nuestro organismo.

Y otra advertencia muy a tener en cuenta es que esta manera de comer es para siempre. Es decir, los tejidos se deterioran a lo largo de toda la vida; el que los rehagamos o no, depende absolutamente de lo que comemos.

En ocasiones han venido personas a decirme: «Hace cuatro años empecé a hacer lo que usted me aconsejó y mejoré, pero cuando se puso enferma mi madre volví a los desayunos de antes, no llevé orden en las comidas y vengo a verla para que me diga qué debo hacer». Mi respuesta suele ser: «Haga lo mismo que le recomendé entonces».

Otras veces la pregunta es: «Si con la edad hay que tomar menos proteína». Con los años, lo que hemos de modificar, fundamentalmente, es el tipo de comida que hacemos.

Por ejemplo, no deben tomarse huevos en la cena, ni tampoco quesos ni embutidos, por la grasa que contienen. En la comida de antes de acostarnos debemos tomar pescados, que, por el colesterol, pueden ser todos, y si se tiene el estómago delicado, blancos; incluso con poco apetito, se toman en la sopa.

Las carnes no deben ser rojas con grasa como suelen ser las de buey, sino buscarlas magras y quitar la piel de los pollos.

Y en los desayunos es cuando —si los análisis de sangre lo permiten— se pueden comer los huevos, jamón, lomo y quesos.

Y tener muy en cuenta que si no tomamos nada de grasa animal, hemos de incluir en nuestras comidas perlas de aceite de hígado de bacalao y, si no hay contraindicaciones, tomar el sol con medida y con moderación.

Usen el sentido común y piensen que lo que han leído hasta ahora no es más que nociones de Química que he intentado explicar de manera comprensible para el que no ha estudiado esta disciplina y me ha seguido.

Para ellos y todos los demás, un cordial saludo con mis mejores deseos.

Glosario

Ácidos grasos esenciales

Son aquellos que nuestro organismo no puede fabricar y hemos de tomarlos en los alimentos ya hechos. El más importante es el ácido linoleico, que tiene 18 átomos de carbono y dos enlaces insaturados. Nuestro cuerpo forma con ellos unas sustancias denominadas prostaglandinas.

ADN, o Ácido desoxirribonucleico

Es el compuesto que se encuentra en el núcleo celular y que contiene el código genético en una especie de lenguaje cifrado, encerrado en la secuencia de bases púricas y pirimídicas del mismo. Cada tres de estas bases codifican un determinado aminoácido; como el orden y la proporción en que estos entran en una determinada proteína está regido por estas tripletes de bases o «codones», el ADN es el que ordena cómo serán nuestros prótidos y, en realidad, todo nuestro cuerpo.

m-ARN, o Ácido ribonucleico mensajero

Cuando las células han de formar una proteína determinada, ciertos enzimas hacen que el ADN se desenrosque en el segmento que la codifica, se forma el ARN mensajero, que es como una cinta que lleva transcrito el mensaje del ADN que indica cuáles son los aminoácidos y en qué orden deben estar colocados para formar la proteína que se necesita.

t-ARN, o Transferidores

Son unos ácidos ribonucleicos que tienen un trozo, llamado «anticod ón», que reconoce al triplete de bases, o «codón», del ARN mensajero que codifica un aminoácido determinado, el cual, si está unido al tARN, este lo cederá en la formación de la cadena proteínica.

ATP, o Adenosín trifosfato

Molécula de «alta energía», necesaria en todos los procesos bioquímicos en los que se realiza trabajo, tales como el transporte activo a través de membranas celulares contra un gradiente de concentración, o en las biosíntesis, es decir, en la fabricación de sustancias complejas por los seres vivos. Estas moléculas suelen estar formando complejos con iones magnesio.

Albuminoides

Nombre con el que antiguamente se designaba a los prótidos o proteínas.

Almidón

Molécula compleja formada por la agrupación de millares de moléculas de glucosa que quedan liberadas al final de la digestión del mismo. Es un glúcido y nos suministra 4 calorías por gramo.

Aminoácidos

Moléculas relativamente sencillas, capaces de atravesar la pared intestinal y las membranas celulares. Encadenados forman los prótidos o proteínas, siendo veinte los constituyentes de los prótidos de todos los seres vivos.

Arteriosclerosis

Arterias enduceridas por ateromas de grasas saturadas y colesterol, calcificados.

Ateromas

Depósitos de lípidos (grasas y colesterol) y coagulitos de sangre.

Augita

Es un piroxeno componente de las rocas ultrabásicas como las peridotitas y básicas como los gabros; es un silicato de hierro y magnesio de color negro.

Bilis

Secreción del hígado. Ayuda a hacer la digestión de las grasas.

Biocatalizador

Sustancia que aumenta la velocidad de una reacción química en los seres vivos.

Biotitas

Micas de color oscuro que, además de SiO_2 (dióxido de silicio), llevan hierro, magnesio y potasio.

Carbohidratos

Nombre que antes se daba a los glúcidos. También es lo mismo que hidratos de carbono. Alimentos energéticos que suministran 4 calorías por gramo.

Carencia

Falta de algún alimento. Las primeras carencias que se descubrieron fueron las de ciertas vitaminas. Si la carencia no es muy grave, se llama subcarencia o deficiencia.

Caroteno

Sustancia que se encuentra en los vegetales, a partir de la cual podemos acabar de formar en nuestro organismo vitamina A. Es por ello una «provitamina».

Caseína

Proteína que se encuentra en la leche junto a la lactoalbúmina y la lactoglobulina, que son también proteínas.

Catalizadores

Sustancias que hacen aumentar la velocidad de las reacciones químicas.

Coenzima

Los biocatalizadores son enzimas formados por una proteína y una coenzima que suele ser una vitamina o un mineral.

Colágeno

Es una proteína muy abundante en nuestro cuerpo, que entra en la composición de los cartílagos, los tendones y los tejidos que unen los órganos unos con otros y los tejidos unos con otros. Ella sola constituye más de un tercio de la proteína total de nuestro organismo.

Colesterol

Lípido que se encuentra en las membranas celulares, en la vaina de mielina del tejido nervioso y en la bilis, de donde a veces se deposita formando cálculos en la vesícula biliar. También forma depósitos en las paredes vasculares junto con grasas sólidas.

El organismo se sirve de la colesterina para formar los ácidos biliares, hormonas de las cápsulas suprarrenales, hormonas sexuales y vitamina D.

Deficiencia

Falta de algún alimento. Si es grave, se llama carencia; si no, deficiencia o subcarencia.

Dieta

Suele entenderse como el régimen especial de comida que se impone a una persona determinada, para corregir un desequilibrio funcional o en una enfermedad. También puede entenderse como los alimentos que toma una persona.

Digestión

Serie de procesos fisioquímicos que sufren los alimentos a fin de transformarlos en sustancias más sencillas que puedan ser absorbidas por la mucosa intestinal. En la digestión de los glúcidos se obtiene glucosa; en la de las grasas, glicerol (o glicerina) y ácidos grasos, y en la de los prótidos, aminoácidos.

Enzima

Biocatalizador.

Ergosterol

Sustancia que se encuentra en los vegetales que nuestro cuerpo puede transformar en vitamina D por la acción de los rayos ultravioletas.

Esencial

Que al no poder fabricarlo nuestro cuerpo hemos de tomarlo hecho de los alimentos.

Glucógeno

Llamado también almidón animal, es fabricado por el hígado con glucosa. Es una sustancia de reserva que libera la glucosa cuando baja la tasa de esta en la sangre.

Glucosa

Azúcar que se encuentra en la uva, en las frutas y miel, que forma parte de los azúcares más complejos, y es el constituyente del almidón que tomamos en las féculas y harinas, que es una sustancia de reserva de los vegetales.

Las plantas, también con glucosa, fabrican celulosa, que es una sustancia que sirve para engrosar las paredes celulares sirviendo para ellas de sostén. La celulosa, a diferencia del almidón, no es digerible por los humanos y por ello ayuda a conseguir una evacuación regular corrigiendo el estreñimiento.

Gástrico

Del estómago.

Grasas insaturadas

Aquellas en las que abundan ácidos grasos con dobles enlaces; suelen ser líquidos y los llamamos aceites.

Grasas saturadas

Las ricas en ácidos grasos saturados (sin dobles enlaces); resultan ser espesas o sólidas a la temperatura ordinaria, y más o menos coinciden con las de origen animal. Los aceites de palma y coco, aun siendo vegetales, son saturados, y también la manteca de cacao.

Hornblenda

Es un anfíbol que, además de hierro y magnesio, lleva calcio en su composición. Se encuentra en los gabros, sienitas y dioritas.

Iones

Átomos o grupos de átomos con carga eléctrica; los iones del magnesio, por ejemplo, son átomos de este elemento que, por pérdida de dos electrones, tiene cargas positivas.

Lactasa

Enzima que permite la digestión de la lactosa y que falta en algunas personas; a estas la leche les produce náuseas, malestar o diarrea.

Lactosa

Azúcar de la leche; en el yogur, por la acción de ciertas bacterias, se convierte en ácido láctico.

Lípidos

Grupo de sustancias, miscibles entre sí, entre las que se encuentran las grasas y las esterinas, y entre estas el colesterol.

Lisina

Aminoácido esencial en el que es pobre el trigo.

Metionina

Aminoácido esencial que falta en la harina de maíz.

Neurotransmisores

Sustancias que permiten el paso de la corriente nerviosa entre las neuronas o células nerviosas.

Olivino

Mineral de color verde oliva, componente fundamental de la dunita roca verdosa y también de las peridotitas; es otro silicato de magnesio y hierro.

Omega 3 ω_3

Ácido graso de 18 átomos de carbono y tres dobles enlaces, llamado ácido linolénico; es precursor del ácido araquidónico y este, a su vez, de ciertas prostaglandinas cíclicas que impiden la formación de trombos en la corriente sanguínea en circunstancias normales.

Se encuentra en el aceite de soja, en el de linaza y en el de pescado.

Omega 6 ω_6

Ácido graso de 18 átomos de carbono y dos dobles enlaces; su nombre es ácido linoleico y, como el ω_3 es el precursor de las prostaciclinas, que hacen compatible la sangre con las paredes vasculares, evitando la formación de trombos. Abunda en los aceites de girasol, nueces y maíz.

Omega 9 ω_9

Es el conocido ácido oleico, también de 18 átomos de carbono y un doble enlace, por lo que es un ácido monoinsaturado. Abunda en el aceite de oliva y de almendras.

Precursores

Sustancias a partir de las cuales nuestro organismo forma otras que le son necesarias.

Ribosomas

Lugares del citoplasma celular en el que formamos las proteínas. Consta de dos partes o subunidades que se acoplan cuando llega el ARN mensajero con el código de la proteína que se va a formar. Si no hay una concentración determinada de cloruro magnésico en el interior celular, las dos subunidades ribosómicas se desacoplan y no puede formarse la proteína.

Saturado

Cuando los ácidos grasos no tienen dobles enlaces, se llaman saturados, y las grasas en las que estos abundan, saturadas. Son sólidas o pastosas a la temperatura ordinaria y pueden formar depósitos en las paredes de los vasos sanguíneos obstruyéndolos y dificultando con ello el paso de la sangre. Más o menos coinciden con las de origen animal, exceptuándose los aceites de pescado, que suelen ser insaturados.

Subcarencia

Falta de un elemento necesario en la dieta; se le llama también deficiencia. Cuando la deficiencia es grave, se le llama *carencia*.

Teína o Teofilina

Sustancia estimulante del té; es la 1-3 dimetil-xantina.

Teobromina

Sustancia estimulante que se encuentra en el cacao; su composición química es la de una xantina metilada en los átomos de carbono 3 y 7.

Tropocolágeno

El colágeno es una proteína formada por muchas unidades de este compuesto. En primer lugar, se unen mil cien aminoácidos formando un «hilo» o cadena y tres de estas cadenas, se enroscan entre sí, formando una unidad de tropocolágeno constituida por tres mil trescientos aminoácidos. En estos cordoncitos las uniones se consiguen transformando la prolina en hidroxiprolina, para lo cual se necesita un reductor, como es la vitamina C. Esta reacción química se hace siempre, una vez la prolina ha sido inscrita en la cadena, y por eso fue un error tratar la artrosis con hidroxiprolina como se hizo unos años; este tratamiento fue recomendado por personas que no tenían la menor idea del anabolismo proteico, ya que solo con un aminoácido lo único que se consigue es dar trabajo extra al hígado, y además en las cadenas primarias solo entran aminoácidos normales.

Volviendo a los cordoncitos de tropocolágeno, que en algunas bioquímicas se les llama monómeros, estos tienen siempre los mismos aminoácidos en la cabeza y los mismos en la cola. Es decir, tienen sentido y por ello en algunos libros verán que se representan por flechas.

El tamaño de estos monómetros es de 3.000 Å, siendo 1 Å= $10^{-10\,m}$.

En el colágeno se sitúan dejando un hueco de 400 A que hace como una brecha algo oblicua, porque debajo de la primera hilera se colocan otra, otra y otra, y así muchas, corridas de 1/4 de su longitud. Pues en estos huecos se coloca el fosfato cálcico en el hueso y el condroitinsulfato en el cartílago.

Por ello yo insisto tanto en que hay que formar colágeno para que el calcio y el condroitinsulfato puedan tener donde situarse. Dar este mineral o el sulfato de que tratamos sin preocuparse de que la persona fabrique colágeno es como querer fijar sellos y no tener sobres.

Y en este símil, la vitamina D puede compararse a la goma del sello. ¿Que no hay goma? No se pega.

Como ven, no es nada difícil entender esto; solo hay que estudiar Química.

Y si tienen en cuenta que los tendones son haces paralelos de colágeno y que esta proteína abunda en los vasos sanguíneos, tubo digestivo, encías, piel, etcétera, pueden tener idea de su importancia.

E insisto: Hay que tomar proteínas ya en el desayuno, repetir en la comida y también en la cena. Luego, para que en la célula podamos formar nuestro colágeno con los aminoácidos que le lleva la sangre, hace falta una concentración de magnesio de 10 milimoles, es decir, 0,01 M, y además en cada unión de dos aminoácidos se necesitan 3 moléculas fosforadas y 3 átomos de magnesio. Si no, no hay formación de ese enlace llamado peptídico y por lo tanto de las primeras cadenas.

Y luego es necesaria la vitamina C para formar con esos hilos o cadenas primarias los cordoncitos de los que tratamos en este apartado.

Créanme, yo no he descubierto nada, pero sí he estudiado mucho, y mi deseo es transmitirles de la manera más clara posible lo que sabemos hoy en día en relación con este tema.

Ustedes juzgarán si lo he conseguido.

Vademécum
de productos de
Ana María Lajusticia

CARBONATO
DE MAGNESIO

COMPRIMIDOS Y POLVO

PROPIEDADES

El magnesio interviene en la formación de todos los tejidos, incluidos los del esqueleto. En la formación de anticuerpos, enzimas y hormonas. En la relajación muscular, incluso en el ritmo cardíaco y también en el trabajo mental.

INDICACIONES

Estados carentes de magnesio (embarazos, lactancia, pubertad, vejez, ansiedad, calambres, tics, contracturas). Indispensable para mantener en buen estado y reparar el desgaste de los cartílagos, tendones y huesos. También para suplementar las dietas pobres en este elemento.

DOSIFICACIÓN, según C.D.R*

COMPRIMIDOS: Tomar de 2 a 3 comprimidos al día, con las comidas.
Contenido por comprimido: Ión Magnesio 150 mg (40% C.D.R).
POLVO: 1 cucharadita de café dos veces al día, disuelta en agua, zumos, etc. Una cucharadita equivale a 0,6 g que contienen 190 mg de Ión Magnesio (50% C.D.R).

COMPOSICIÓN

COMPRIMIDOS: Carbonato Magnesio. Antiaglomerante: Estearato Magnesio.
POLVO: Carbonato Magnesio polvo (100%).
Valor energético: nulo.

PRESENTACIÓN

Bote de 75 comprimidos - Bote de 180 g

* C.D.R.: Cantidad Diaria Recomendada de vitaminas y minerales.

Indicado cuando se tiene acidez de estómago (si no se tiene acidez, se toma con zumos y/o yogures).

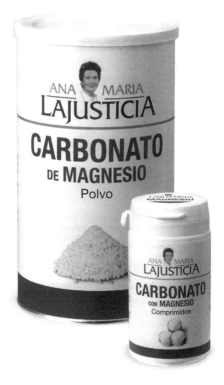

CLORURO
DE MAGNESIO

COMPRIMIDOS Y CRISTALIZADO

PROPIEDADES

El magnesio interviene en la formación de todos los tejidos, incluidos los del esqueleto. En la formación de anticuerpos, enzimas y hormonas. En la relajación muscular, incluso en el ritmo cardíaco y también en el trabajo mental.

INDICACIONES

Estados carentes de magnesio (embarazos, lactancia, pubertad, vejez, ansiedad, calambres, tics, contracturas). Indispensable para mantener en buen estado y reparar el desgaste de los cartílagos, tendones y huesos. También para suplementar las dietas pobres en este elemento.

DOSIFICACIÓN, según C.D.R*

COMPRIMIDOS: Tomar 5 comprimidos al día, con las comidas.
Contenido por comprimido: Ión Magnesio 71 mg (18,9% C.D.R).
CRISTALIZADO: Una cucharadita de postre al día, disuelta en agua, zumo de naranja o de limón. Una cucharadita de postre equivale a 2,5 g que contienen 300 mg de Ión Magnesio (80% C.D.R).

COMPOSICIÓN

COMPRIMIDOS: Cloruro Magnesio Hexahidratado, Carbonato Magnesio.
Antiaglomerante: Estearato Magnesio.
CRISTALIZADO: Cloruro Magnesio Hexahidratado (cristalizado) 100%.
Valor energético: nulo.

PRESENTACIÓN

Bote de 140 comprimidos - Bote de 200 g y 400 g.

* C.D.R.: Cantidad Diaria Recomendada de vitaminas y minerales.

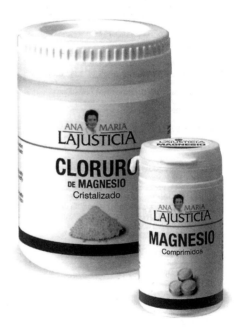

LACTATO
DE MAGNESIO

COMPRIMIDOS Y POLVO

PROPIEDADES

El lactato de magnesio tiene la ventaja sobre otros compuestos de este elemento, que es menos laxante y, además, es insípido, cualidad muy interesante cuando se tiene que dar a niños o ancianos, ya que se puede añadir a cualquier alimento, pasando desapercibido. Tiene, además, las mismas propiedades que los otros compuestos de magnesio.

INDICACIONES

Estados carentes de magnesio (embarazos, lactancia, pubertad, vejez, ansiedad, calambres, tics, contracturas). Indispensable para mantener en buen estado y reparar el desgaste de los cartílagos, tendones y huesos. También para suplementar las dietas pobres en este elemento.

DOSIFICACIÓN, según C.D.R*

COMPRIMIDOS: Tomar de 4 a 6 comprimidos al día, con las comidas.
Contenido por comprimido: Ión Magnesio 45 mg (12% C.D.R).
POLVO: Una cucharadita de postre al día, disuelta en agua, leche o zumos. Una cucharadita de postre equivale a 2,5 g que contienen 300 mg de ión magnesio (80% C.D.R).

COMPOSICIÓN

COMPRIMIDOS: Lactato Magnesio, Celulosa microcristalina. Antiaglomerante: Estearato Magnesio. Cera Carnauba.
POLVO: Lactato Magnesio (100%).
Valor energético: nulo.

PRESENTACIÓN

Bote de 300 g - Bote de 109 comprimidos.

*C.D.R.: Cantidad Diaria Recomendada de vitaminas y minerales

Indicado en procesos diarreicos (también en niños con deficiencia de magnesio).

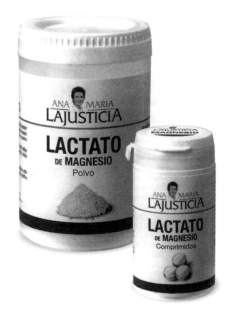

MAGNESIO
TOTAL

LÍQUIDO

PROPIEDADES

El magnesio interviene en la formación de todos los tejidos, incluidos los del esqueleto. En la formación de anticuerpos, enzimas y hormonas. En la relajación muscular, incluso en el ritmo cardíaco y también en el trabajo mental.

INDICACIONES

Estados carentes de magnesio (embarazos, lactancia, pubertad, vejez, ansiedad, calambres, tics, contracturas). En dietas pobres en este elemento. Este preparado está indicado para aquellas personas que, por diversos motivos, no encuentran adecuadas otras presentaciones del magnesio.

DOSIFICACIÓN, según C.D.R*

Una cucharada sopera, una vez al día.
Una cucharada equivale a 10 ml que contienen 300 mg de Magnesio (80% C.D.R).

COMPOSICIÓN

Agua, Carbonato Magnesio (6%), Hidróxido Magnesio (3%), Lactato Magnesio (2%), Glicerofosfato Magnesio (2%), Aroma de Naranja, Benzoato sódico y Sorbato potásico.
Valor energético: nulo.

PRESENTACIÓN

Frasco de 200 ml.

* C.D.R.: Cantidad Diaria Recomendada de vitaminas y minerales.

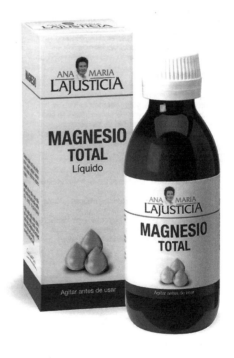

MAG-MAST

COMPRIMIDOS MASTICABLES

PROPIEDADES

Carbonato de magnesio masticable. A las propiedades inherentes del carbonato en polvo o comprimidos, este preparado añade un agradable sabor a nata que le hace particularmente indicado para personas con problemas de acidez de estómago. Su presentación en tamaño "pocket" es atractiva y fácil de llevar.

INDICACIONES

Estados carentes de magnesio (embarazo, lactancia, pubertad, vejez, ansiedad, calambres, tics, contracturas, etc.). También para suplementar las posibles carencias provocadas por dietas como las de adelgazar, exceso de colesterol, etc. Indispensable para mantener un buen estado y reparar el desgaste de los cartílagos, tendones y huesos.

DOSIFICACIÓN, según C.D.R*

Tomar 1 comprimido después de cada comida. Contenido por comprimido: Ión Magnesio 100 mg (26,84% C.D.R)

COMPOSICIÓN

Carbonato Magnesio. Excipientes: Sorbitol, Estearato Magnesio, Aroma nata, Galactomanano.

PRESENTACIÓN

Dispensador de 36 comprimidos.

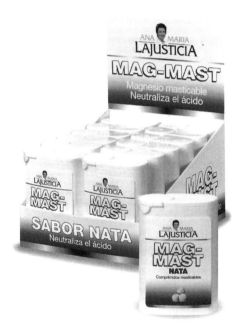

* C.D.R.: Cantidad Diaria Recomendada de vitaminas y minerales.

Indicado cuando se tiene acidez de estómago.

COLÁGENO
CON MAGNESIO

COMPRIMIDOS Y POLVO

PROPIEDADES

El colágeno es la proteína más abundante en el cuerpo humano, siendo el constituyente esencial de los cartílagos, tendones y huesos, en los que forma el soporte del calcio. También se encuentra en la dermis o parte profunda de la piel, en las paredes de los vasos sanguíneos, en el cristalino del ojo, etc.

INDICACIONES

Artrosis, osteoporosis, tendinitis, rotura de ligamentos, deterioro de la piel, rotura de vasos sanguíneos (hematomas espontáneos), caída del cabello y uñas frágiles.

DOSIFICACIÓN, según C.D.R*

COMPRIMIDOS: Tomar de 6 a 9 comprimidos al día, repartidos en las tres principales comidas. **Contenido por comprimido:** Colágeno hidrolizado 600 mg, Ión Magnesio 31,6 mg (8,4% C.D.R).
POLVO: Tomar 3 cucharaditas de postre al día, repartidas en las principales comidas. Puede tomarse con líquidos y también con purés, yogurt, etc. Una cucharadita de postre equivale a 2,5 g que contienen 40 mg de Ión Magnesio (10,6% C.D.R).
STICK: Tomar de 1 a 2 sticks al día repartidos en el desayuno y cena. **Contenido por stick:** Colágeno hidrolizado 3.888 mg, Ión Magnesio 151,8 mg (80% CDR). 1 **stick** equivale a 6 comprimidos de **Colágeno con Magnesio.**

COMPOSICIÓN

COMPRIMIDOS: Colágeno hidrolizado, Carbonato Magnesio, Hidróxido Magnesio, Silicato Magnesio, Estearato Magnesio.
POLVO: Colágeno hidrolizado (94,31%), Carbonato Magnesio (5,68%).
STICK: Colágeno hidrolizado, Carbonato Magnesio, Estearato Magnesio

PRESENTACIÓN

Bote de 75 y 180 comprimidos
Bote de 350 g.
Caja de 20 sticks

* C.D.R.: Cantidad Diaria Recomendada de vitaminas y minerales.

Consulte nuestra **www.anamarialajusticia.net**

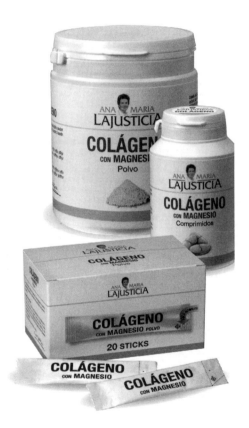

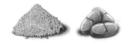

LECITINA
DE SOJA

GRANULADA

PROPIEDADES

La lecitina es el fosfolípido que da flexibilidad a las membranas de todos los seres vivos y, también, es la molécula que esterificando el colesterol, lo conduce hacia el hígado. Además es emulsionante de las grasas, favoreciendo su digestión y su dispersión en la sangre, evitando la formación de ateromas e incluso disolviendo los ya existentes. La lecitina es el alimento que aporta fósforo y colina.

INDICACIONES

Personas con arteriosclerosis y mala circulación arterial. Estudiantes y todos los que realizan trabajo intelectual. En cualquier tipo de agotamiento físico y mental. Personas con problemas hepáticos y vesícula biliar.

DOSIFICACIÓN

GRANULADO: Tomar de 2 a 3 cucharaditas de postre al día, ingeridas directamente con algún líquido o bien mezcladas con yogurt, etc. En caso de triglicéridos o colesterol alto, tomar 3 cucharaditas de postre al día.

COMPOSICIÓN

GRANULADO: Lecitina de soja granulada 100%

PRESENTACIÓN

Bote de 130 g y 500 g.

Indicado para personas que siguen dietas reductoras de colesterol y como alimento para la memoria.

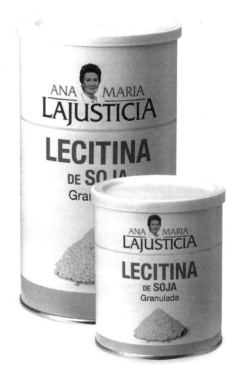

LECITINA
DE SOJA

PERLAS

PROPIEDADES

La lecitina es el fosfolípido que da flexibilidad a las membranas de todos los seres vivos y que conduce el colesterol hacia el hígado. Además es emulsionante de las grasas, favoreciendo su digestión y su dispersión en la sangre, evitando la formación de ateromas e incluso disolviendo los ya existentes. Aporta fósforo y colina.

INDICACIONES

Personas con arteriosclerosis y mala circulación arterial. Estudiantes y todos los que realizan trabajo intelectual. En cualquier tipo de agotamiento físico y mental. Personas con problemas hepáticos y vesícula biliar.

DOSIFICACIÓN

PERLAS: Tomar de 6 a 9 perlas al día, con las comidas.
Contenido por perla: Lecitina de soja 540 mg.

COMPOSICIÓN

PERLAS: Lecitina de soja y gelatina de la perla.

PRESENTACIÓN

Bote de 90 y 300 perlas.

Indicado para personas que siguen dietas reductoras de colesterol y como alimento para la memoria.

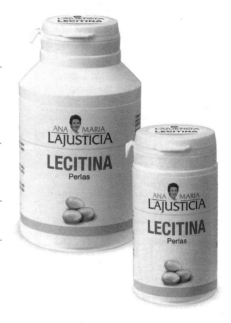

LEVADURA DE CERVEZA
LEV. DE CERVEZA-GERMEN DE TRIGO

COMPRIMIDOS

PROPIEDADES

LEV. DE CERVEZA: Una de las fuentes más ricas en vitaminas del complejo B. Contiene aminoácidos esenciales, indispensables para la vida humana y necesarios para la producción de los glóbulos rojos y blancos.
LEV. DE CERVEZA-GERMEN DE TRIGO: Producto depurativo, rico en vitaminas del complejo B y E. Favorece la flexibilidad de las membranas celulares, retardando el envejecimiento. Necesario en el funcionamiento del sistema nervioso, formación de glóbulos rojos y en el metabolismo en general.

INDICACIONES

Depurativo de la sangre. Indicado durante el crecimiento, en la tercera edad, estados de agotamiento, físico y psíquico y en los problemas de la piel y mucosas. Embarazo, convalecencia, estados de ansiedad, anemias, etc. Complemento para las dietas carentes en vitamina B y E.

DOSIFICACIÓN

Tomar de 4 a 8 comprimidos al día, repartidos en las principales comidas.
LEV. DE CERVEZA Contenido por comprimido: Levadura de cerveza (750 mg).
LEV. DE CERVEZA-GERMEN DE TRIGO Contenido por comprimido: Levadura de cerveza (523 mg) y Germen de trigo polvo (227 mg).

COMPOSICIÓN

LEV. DE CERVEZA: Levadura de cerveza 100%.
LEV. DE CERVEZA-GERMEN DE TRIGO: Levadura de cerveza y Germen de Trigo.

PRESENTACIÓN

LEV. DE CERVEZA: Bote de 80 y 280 comprimidos
LEV. DE CERVEZA-GERMEN DE TRIGO: Bote de 80 comprimidos.

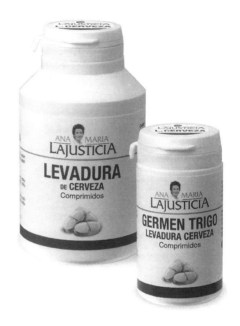

ACEITE GERMEN DE TRIGO

PERLAS Y LÍQUIDO

PROPIEDADES

El aceite de germen de trigo es rico en vitamina E. Es antioxidante e interviene en el mantenimiento y flexibilidad de las paredes celulares.

INDICACIONES

Por su riqueza en vitamina E, interviene en el mantenimiento y buen estado de los tejidos; es un antioxidante que favorece la eliminación de radicales libres.

DOSIFICACIÓN, según C.D.R*

PERLAS: De 4 a 8 perlas al día repartidas en las principales comidas.
Contenido por perla: Aceite de germen de trigo 500 mg.
LÍQUIDO: Tomar 2 cucharaditas de postre al día. Puede añadirse a cualquier alimento y como condimento de verduras o ensaladas. Una cucharada de postre equivale a 2,5 ml de aceite que contienen 5 mg de Vitamina E (40% C.D.R.)

COMPOSICIÓN

PERLAS: Aceite de Germen de Trigo, Gelatina de la cápsula.
LÍQUIDO: Aceite de Germen de Trigo (50%) y Aceite de Germen de Cereales (50%).

PRESENTACIÓN

Bote de 90 perlas - Frasco de 200 c.c.

* C.D.R.: Cantidad Diaria Recomendada de vitaminas y minerales.

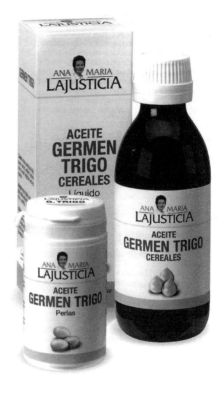

FIBRA SACIANTE
CON MAGNESIO

POLVO

PROPIEDADES:

Compuesto de fibras a base de Salvado de Trigo
-aumenta el volumen de las heces y facilita el tránsito
intestinal-, fibra de Avena -muy rica en hidratos de
Carbono que se absorben lentamente en el organismo,
lo que permite eliminar la sensación de hambre-, fibra
de Guisante -muy adecuada para regular los niveles de
azúcar y colesterol en sangre - y fibra de
Glucomanano - actúa disminuyendo el colesterol y los
triglicéridos. Cuando entra en contacto con los líquidos
en el estómago, se produce un aumento de su
volumen y, por consiguiente, se desencadena la
sensación de saciedad, que reduce el apetito. Este
mecanismo ayuda a perder peso y es el complemento
ideal para las dietas adelgazantes-.
El Magnesio, actúa aumentando el contenido de
agua en los residuos favoreciendo el peristaltismo y la
evacuación intestinal.

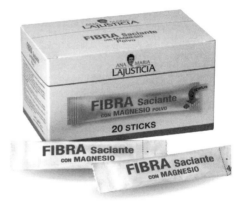

INDICACIONES:

Modo de empleo:
Tomar de 1 a 2 sticks al día, mezclados en yogurt,
zumo de frutas o verduras, media hora antes de las
comidas. A continuación tomar de uno a dos vasos
de agua.
En casos de estreñimiento agudo aumentar la dosis
hasta un máximo de 4 stick al día.

Contenido por stick: Ingredientes: Salvado de Trigo
1g, fibra de Avena 0,8g, fibra de Guisante 0,7g,
Pectina 0,6g, Magnesio Carbonato 0,5g,
Glucomanano 0,4 g. Antiaglomerante: Estearato de
Magnesio.

ACEITE ONAGRA

PERLAS

PROPIEDADES

Esta planta originaria de América del Norte y que se da también en Europa, forma unas semillas que contienen un 25% de aceite, cuya cualidad más preciada es su riqueza en ácido linoleico y también, en menor cantidad, en ácido linolénico. Es decir los ácidos grasos a partir de los cuales el organismo forma el araquidónico, que a su vez es el precursor de las prostaciclinas que hacen compatible la sangre con el endotelio de las arterias. Estos ácidos poliinsaturados son también necesarios en la composición de las membranas celulares a las que proporcionan elasticidad.

INDICACIONES

Problemas circulatorios, tromboflebitis y mantenimiento en buen estado de los tejidos en general.

DOSIFICACIÓN

Tomar 2 perlas al día.
Contenido por perla: Aceite de onagra 500 mg (+1% vitamina E natural)

COMPOSICIÓN

Aceite de onagra, Vitamina E natural y gelatina de la perla.

PRESENTACIÓN

Bote de 300 perlas.

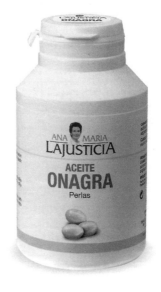

ACEITE HÍGADO BACALAO

PERLAS

PROPIEDADES

Alimento rico en vitamina A y D, así como en ácidos grasos poliinsaturados. La vitamina A es constituyente de la púrpura visual de la retina y también necesaria para la protección de la córnea y mucosas oculares, nasales, bucales, etc. La vitamina D es indispensable para la absorción, metabolismo y fijación del calcio en los huesos.

INDICACIONES

Estados de descalcificación y raquitismo, problemas oculares y de toda clase de mucosas (garganta, pulmones, tracto digestivo, vejiga, etc.)

DOSIFICACIÓN según C.D.R.*

Tomar 1 perla al día antes de las comidas.
Contenido por perla: Aceite de hígado de bacalao 500 mg que aportan Vitamina A 600 µg (75% CDR) y Vitamina D 6 µg (120% CDR).

COMPOSICIÓN

Aceite de hígado de bacalao y gelatina de la perla.

PRESENTACIÓN

Bote de 90 perlas.

* C.D.R.: Cantidad Diaria Recomendada de vitaminas y minerales.

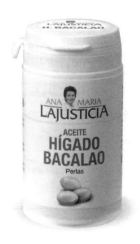

ALGAS

COMPRIMIDOS

PROPIEDADES

Alimento que contiene yodo, zinc y otros oligoelementos y que complementa eficazmente las dietas pobres en pescado.

INDICACIONES

Estados carentes de iodo y oligoelementos. El iodo es indispensable para la formación de las hormonas tiroideas T3 y T4 o tiroxina y ésta interviene en la combustión de los hidratos de carbono y las grasas. Su carencia conduce al bocio y a trastornos del tiroides, a la obesidad y la celulitis, que conlleva a problemas circulatorios. También tiene un papel principal en la eliminación de líquidos y en el peristaltismo intestinal.

DOSIFICACIÓN

Tomar de 3 a 4 comprimidos, una o dos veces al día. Se recomienda tomarlos con abundante agua. **Contenido por comprimido:** Algas Fucus polvo 429 mg.

COMPOSICIÓN

Alga Fucus polvo , Fosfato Dicálcico, Carbonato cálcico, Fosfato tricálcico. Antiaglomerante: Estearato Magnesio y Silicato Magnesio.

PRESENTACIÓN

Bote de 104 comprimidos

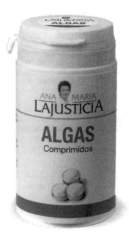

SPIRULINA

COMPRIMIDOS

PROPIEDADES

Alimento rico en proteínas y minerales.

INDICACIONES

Por su elevada proporción en minerales, proteínas
y vitaminas, constituye un suplemento alimenticio para
deportistas, ancianos, niños, etc. Debido a su elevado
nivel proteico, también resulta adecuado para
suplementar dietas vegetarianas y bajas en calorías.

DOSIFICACIÓN

Tomar de 6 a 8 comprimidos al día, con las comidas.
Contenido por comprimido: Alga Spirulina 357 mg.

COMPOSICIÓN

Alga Spirulina, Fosfato bicálcico, Fosfato tricálcico.

PRESENTACIÓN

Bote de 160 comprimidos.

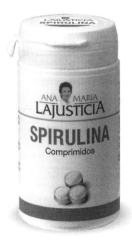

ISOFLAVONAS
CON MAGNESIO + VITAMINA E

CÁPSULAS

PROPIEDADES

Las isoflavonas son una serie de compuestos que por su estructura química pertenecen a un grupo de sustancias de origen vegetal, a las que se les atribuye similitudes funcionales con los estrógenos, por lo que son aconsejables en la menopausia. En algunos casos, el fin de la función menstrual, puede influir en el deterioro de los tejidos, incluidos los del esqueleto. Como es conocido, una de las propiedades del Magnesio es detener ese deterioro, razón por la que se ha incorporado ese elemento al preparado. La vitamina E, por su efecto antioxidante y antienvejecimiento, ayuda a mantener la elasticidad de las arterias y favorece la circulación.

INDICACIONES

Trastornos asociados a la menopausia: prevención de la osteoporosis, sofocos, sudoración excesiva, ansiedad, etc.

DOSIFICACIÓN, según C.D.R*

Tomar una cápsula al día, preferentemente por la mañana.
Contenido por cápsula: Carbonato Magnesio (200 mg), Extracto de soja (40% isoflavonas) 130 mg, Ion Magnesio 42,54 (11,34% C.D.R) y Vitamina E 10 mg (84% C.D.R).

COMPOSICIÓN

Carbonato Magnesio (200 mg), Extracto de soja (40% isoflavonas) 130 mg, Vitamina E, Silicato Magnesio, Estearato Magnesio y Dióxido de Silicio, gelatina de la cápsula.

PRESENTACIÓN

Bote de 30 cápsulas

* C.D.R.: Cantidad Diaria Recomendada de vitaminas y minerales.

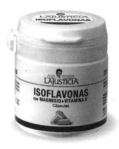

SALVADO
FIBRA CON PECTINA

COMPRIMIDOS

PROPIEDADES

SALVADO: Es la cubierta del grano de los cereales, siendo la parte que contiene la fibra natural y también las vitaminas del complejo B y algunos minerales. Aumenta el volumen de las heces y facilita el tránsito intestinal.

FIBRA CON PECTINA: Estos comprimidos, además del salvado de trigo, contienen pectina que es una sustancia indigerible, gelatinosa, que contribuye muy eficazmente a la acción beneficiosa del salvado.

INDICACIONES

Regulador del tránsito y la evacuación intestinal. Corrige el estreñimiento. Ayuda en las dietas de adelgazamiento y a eliminar el exceso de colesterol.

DOSIFICACIÓN

Tomar de 4 a 8 comprimidos al día, ingeridos con agua, zumos de frutas o de verduras.
SALVADO - Contenido por comprimido: Salvado de trigo en polvo (fibra) 315 mg, Pectina 156 mg.
FIBRA CON PECTINA - Contenido por comprimido: Salvado de trigo en polvo (fibra) 293,3 mg, Pectina 239,3 mg.

COMPOSICIÓN

SALVADO: Salvado de trigo en polvo (fibra), Pectina, Fosfato tricálcico. Excipientes: Estearato Magnesio y Silicato Magnesio.
FIBRA CON PECTINA: Salvado de trigo polvo (fibra), Pectina, Fosfato tricálcico. Antiaglomerante: Estearato Magnesio.

PRESENTACIÓN

SALVADO: Bote de 109 comprimidos.
FIBRA CON PECTINA: Bote de 113 comprimidos.

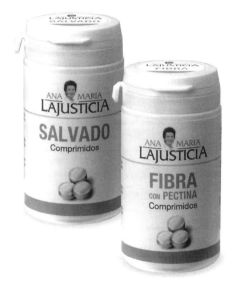

HIERRO
CON MIEL

MIEL

PROPIEDADES

El hierro es imprescindible para la formación de la hemoglobina y de algunas enzimas . Las necesidades de este elemento varia según el sexo, siendo mayor en las mujeres, debido a la menstruación. Este producto aporta miel con alto contenido en sales orgánicas de hierro, de fácil asimilación.

INDICACIONES

Estados carentes de este mineral (anemias, etc.), en el crecimiento, embarazo y posparto.

DOSIFICACIÓN, según C.D.R.*

Una cucharadita de café al día añadida preferentemente a zumos de cítricos para aportar vitamina C. Una cucharadita equivale a 4,5 g que contienen 13,5 mg de hierro (96% C.D.R)

COMPOSICIÓN

Miel de romero (97,3%), Citrato Férrico (1,5%) y agua desionizada.

PRESENTACIÓN

Bote de 135 g.

* C.D.R.: Cantidad diaria recomendada de vitaminas y minerales.

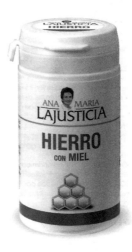

JALEA REAL
CON MIEL

MIEL

PROPIEDADES

Alimento rico en vitaminas del complejo B (B1, B2, B3, B6 y B12). Revitalizante y tónico general.

INDICACIONES

Estados de decaimiento, crecimiento rápido, agotamiento físico y mental.

DOSIFICACIÓN

Tomar 1 ó 2 cucharaditas de postre al día, preferentemente por la mañana.

COMPOSICIÓN

Miel de Romero (92%), Jalea Real fresca (8%).

PRESENTACIÓN

Bote de 135 g.

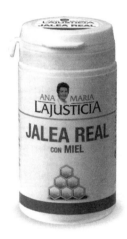

JALEA REAL
LIOFILIZADA

CÁPSULAS

PROPIEDADES

Alimento rico en vitaminas del complejo B (B1, B2, B3, B6 y B12). Revitalizante y tónico general.

INDICACIONES

Estados de decaimiento, crecimiento rápido, agotamiento físico y mental.

DOSIFICACIÓN

Tomar 1 ó 2 cápsulas al día, preferentemente por la mañana.
Conenido por cápsula: Jalea Real liofilizada 300 mg (equivalente a 900 mg de Jalea Real fresca).

COMPOSICIÓN

Jalea Real liofilizada, Almidón de Maíz, Silicato Magnesio, Estearato Magnesio, Dióxido Silicio y gelatina de la cápsula.

PRESENTACIÓN

Bote de 60 cápsulas.

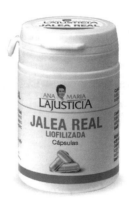

POLEN
CON JALEA REAL

CÁPSULAS

PROPIEDADES

El polen es rico en caroteno-pro-vitamina A, vitaminas, oligoelementos y aminoácidos. La Jalea Real es energética, revitalizante, estimulante y tónico general.

INDICACIONES

Estados de decaimiento, en el crecimiento rápido, agotamiento físico y mental y para complementar las dietas pobres en grasas animales, por su aporte de pro-vitaminas.

DOSIFICACIÓN

Tomar 2 ó 3 cápsulas al día, preferentemente por la mañana.
Contenido por cápsula: Polen en polvo 290 mg, Jalea Real liofilizada 10 mg.

COMPOSICIÓN

Polen en polvo, Jalea Real liofilizada y gelatina de la cápsula.

PRESENTACIÓN

Bote de 60 cápsulas.

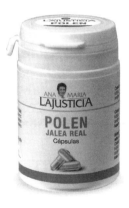

GINSENG
JALEA REAL

CÁPSULAS

PROPIEDADES

El Ginseng con Jalea Real, por su riqueza en vitaminas del complejo B (B1,B2,B3 y B6), es estimulante y tónico en general. Participa de las cualidades tónicas del ginseng y las beneficiosas de la Jalea Real.

INDICACIONES

Estados de decaimiento, agotamiento físico y mental.

DOSIFICACIÓN

Tomar 1 ó 2 cápsulas al día, preferentemente por la mañana.
Contenido por cápsula: Raíz Ginseng polvo 200 mg, Jalea Real liofilizada 200 mg.

COMPOSICIÓN

Raíz Ginseng en polvo, Jalea Real liofilizada (200 mg) y gelatina de la cápsula.

PRESENTACIÓN

Bote de 60 cápsulas.

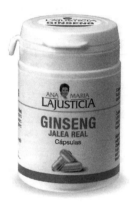

Ana María Lajusticia Bergasa
C/ Aribau, 322, esc. izqda. 1.º 4.º
08006 BARCELONA
Teléfs.: 932 00 49 10 / 932 00 70 53
Fax: 934 74 47 87

www.distribucionesfeliu.com

consultas@anamarialajusticia.es

Otros títulos publicados
por Ana María Lajusticia

- El magnesio, clave para la salud

- Colesterol, triglicéridos y su control

- Vencer la osteoporosis

- La artrosis y su solución